上海市眼病防治中心　组编

名誉主编·许　迅

爱上你的眼

主　　编·邹海东

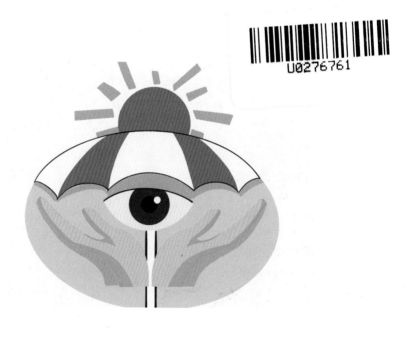

上海科学技术出版社

图书在版编目（ＣＩＰ）数据

爱上你的眼 / 上海市眼病防治中心组编 ； 邹海东主编. -- 上海 ： 上海科学技术出版社，2021.8（2022.7 重印）
ISBN 978-7-5478-5407-5

Ⅰ．①爱… Ⅱ．①上… ②邹… Ⅲ．①眼－保健－普及读物 Ⅳ．①R77-49

中国版本图书馆CIP数据核字(2021)第125636号

爱上你的眼
上海市眼病防治中心　组编
名誉主编 许　迅
主　编 邹海东

上海世纪出版（集团）有限公司
上海 科 学 技 术 出 版 社　出版、发行
（上海市闵行区号景路 159 弄 A 座 9F–10F）
邮政编码 201101　www.sstp.cn
浙江新华印刷技术有限公司印刷
开本 787 × 1092　1/16　印张 17.75
字数 280 千字
2021 年 8 月第 1 版　2022 年 7 月第 2 次印刷
ISBN 978–7–5478–5407–5/R·2333
定价：48.00 元

内容提要

　　本书由上海市眼病防治中心临床医生和公共卫生医生执笔，结合临床研究及实践经验，针对常见眼健康问题，以案例分析的形式，深入浅出地讲解眼健康知识，科学地阐释保护眼睛、守护视力的重要性。

　　全书分为"认识你的眼""呵护你的眼"和"疗愈你的眼"三篇，主要内容包括眼睛结构概述、验光配镜常识、各类眼科检查及常见眼病防治等，共100个知识点，内容丰富，涵盖各年龄段读者需要了解的眼健康知识。

　　本书语言通俗易懂，配有生动形象的原创插画，让科普更加直观；同时采用新媒体形式提升阅读体验，读者可用手机扫描二维码观看或收听书中内容，便捷又有趣。

谨以此书献给可爱活泼的孩子，和蔼可亲的爷爷奶奶，以及热爱孩子、孝敬父母、善待自己的中年大叔、阿姨。不错，我们期望的读者几乎覆盖了所有年龄段，这本书是给所有爱眼人的小礼物。愿你们永远拥有一双明亮的眼睛，将精彩世界尽收眼底。

——一群穿白大褂的朋友

编者名单

组　　编　上海市眼病防治中心

名誉主编　许　迅

主　　编　邹海东

副 主 编　王明进　黄建南　陆丽娜

编撰统筹　张丹琪

编　　委　（按姓氏笔画排序）

丁　琦　王于蓝　王明进　朱剑锋　朱梦钧　汤　淳　许　迅

许　琰　严晓璐　李　勇　李珊珊　何鲜桂　邹月兰　邹海东

张丹琪　陆丽娜　罗　勤　赵立全　黄建南　葛　玲　童晓维

强　俊　缪晚虹　瞿乃婴

绘　　画　王晓璇　王晨宇　月　知　ZEZE 奶奶

序 言

人民健康是民族昌盛和国家富强的重要标志。中国共产党第十九次代表大会做出实施健康中国战略的重大决策部署，强调坚持预防为主，倡导健康文明生活方式，预防控制重大疾病。预防是最经济也是最有效的健康策略。

眼健康是国民健康的重要组成部分，包括盲在内的视觉损伤严重影响人民群众的身体健康和生活质量，加重家庭和社会负担，威胁社会经济生产活动，是涉及民生的重大公共卫生问题和社会问题。在实现"两个一百年"奋斗目标的历史进程中，眼健康事业始终处于基础地位，与国家整体战略紧密衔接，发挥着重要的支撑作用。

2020 年是极不平凡的一年，是全面建成小康社会和"十三五"全国眼健康规划收官之年，是制订"十四五"全国眼健康规划和应对新冠肺炎疫情严峻挑战的关键之年，也是"视觉 2020"行动倡议目标之年。这一年，为进一步贯彻落实"健康中国行动"之健康知识普及行动，深化推进《健康上海行动（2019—2030 年)》，普及眼健康科学知识，提高国民自我健康管理能力和眼健康素养，在上海申康医院发展中心和上海市卫生健康委员会的指导下，上海市眼病防治中心不忘初心、牢记使命，在抓"复工复产"的同时，着手编撰涵盖各年龄阶段眼病防治的眼健康科普书——《爱上你的眼》。

《爱上你的眼》由知名眼科专家许迅教授和邹海东教授领衔，由上海市眼病防治中心临床医生和公共卫生医生形成"专家矩阵"执笔，结合临床常见眼健康案例进行科普，"一案例一科普"，以通俗易懂的文字和生动形象的插画来传播眼健康科普知识，同时融入新媒体元素，让更多人受益其中，一起守护视觉健康。

全书分为三篇，共 100 个专题。以生动、通俗的文字，讲述关于眼睛的故事、眼睛的"爱"与"恨"、眼睛从小到大可能会生的"病"，以及如何帮助眼睛解除病痛等，涵盖的知识面广。

2021 年，是中国共产党建党 100 周年，也是国家"十四五"发展规划和绘制 2035 年远景目标的开局之年。《爱上你的眼》携 100 个眼病防治知识"闪亮登场"，守护广大人群视觉健康，献礼党的百年华诞。

关注眼健康就是关注大健康，有了大健康才会有全民的奔小康。"十四五"已经起航，相信在中国共产党的坚强领导下，在社会各界的共同努力下，我国的眼健康事业一定会再上新台阶。

王兴鹏

上海申康医院发展中心党委书记

2021 年 6 月于上海

前　言

　　在 2020 年突如其来的新冠肺炎疫情席卷全球的时候，我们——一群专业守护视觉健康的光明使者，利用工作之余，奋力书写这本眼健康科普书。我们大声疾呼——

　　"保卫你的眼睛！保护你的视力！"

　　在抗击新冠肺炎疫情期间，我们了解到，无数宅在家里的人，他们的眼睛被各种电子屏牢牢吸引，电视机、电脑、iPad、手机……许多人长时间沉浸于电子屏，压根儿不知道眼睛也会疲劳，也需要休息，他们任性地、过度地使用眼睛，直至出现视物模糊、干涩畏光、不自觉流泪等不适症状。不少家长反映，孩子"宅"在家上网课，学习进度没落下，但近视度数却加深了不少。

　　无独有偶，不懂保护眼睛的人，岂止是儿童青少年？！

　　不少职场白领，白天在单位忙碌，晚上回家减压依靠"追剧"，时常一追就追到凌晨二三点，翌日上班眼睛酸胀，甚至布满了血丝。还有一些运动员、影视剧表演工作者、摄影师以及许多爱美人士，因职业需要或个人形象选择长期佩戴隐形眼镜，却不注意使用卫生，由此导致眼部受到细菌侵袭，造成各种眼疾。而有的年轻人眼睛稍有不适就点滴网上购买的"网红眼药水"，结果不仅产生严重依赖，还随着时间推移，造成明显视力下降。

　　一些双鬓染霜的爷爷奶奶，由于缺乏用眼常识，又贪图便宜，当他们看书、看报越来越费力、视力明显减退时，并没有选择去医院进行眼科检查，而是随意在路边小店购买一副"能看得清"的眼镜就以为万事大吉。岂料，由于验光不准、省略了散光检测等，没多久便结下"因小失大"的恶果，双眼屈光不正越来越严重，最后发生各类眼科并发症甚至失明。而有的长辈，身患糖尿病、高血压等基础疾病，却不懂视力与此息息相关，顾此失彼，最后也"连累"了眼睛。

眼睛是心灵的窗户，也是十分娇贵的器官，稍有闪失，就有可能造成严重伤害，给心灵蒙上阴影。因此，对于我们的眼睛，要极其珍视，并给予万分呵护。可以说，眼健康的守护，不可须臾懈怠，需要贯穿于人生的所有阶段。

在经过精心的策划选题和充分的案例收集后，我们编写了这本涵盖各年龄阶段眼病防治的科普书，从"认识你的眼""呵护你的眼"和"疗愈你的眼"三大方面呼吁大家保卫眼睛、守护视力。所有专题的作者，都是来自一线的医务工作者。他们聪明、敬业，具有丰富的眼病防治实践和临床经验。他们结合自己在临床和工作中遇到的常见眼健康问题进行科普，并编撰成书。

本书以通俗易懂的语言，深入浅出地讲述每篇读来只需几分钟的生动有趣的"小知识"，帮助大家提高用眼卫生水平、保持视觉健康。为了让科普更直观，我们还组建了插画团队，为每篇文章绘制形象生动的原创插画。特别值得一提的是，我们还融入了新媒体元素，将部分科普内容制成视频、音频并形成二维码置于书中，目录中的相关专题名以蓝色文字呈现，方便读者扫码以同步观看或收听，提高科普的趣味性和便捷性，让更多人受益。

当前，随着我国经济社会快速发展、人口老龄化进程加快以及人民群众对眼健康需求的不断提高，我国眼病防治工作依然任务艰巨。我国仍然是世界上盲和视觉损伤患者数量最多的国家之一，年龄相关性眼病患病率升高，青少年屈光不正等问题日益突出。眼健康科普，任重而道远。

我们希望通过本书，唤起大家对眼健康的关注和重视。无论您处在儿童青少年阶段，抑或是中老年阶段，只需利用碎片时间，告别"电子屏"，静下心读几分钟，日积月累，您将受益无穷。

愿您拥抱清晰明亮的"视"界。

邹海东
上海市眼病防治中心
2021 年初夏于上海

目 录

大家好，我叫"眼睛"，这是我的"简介"

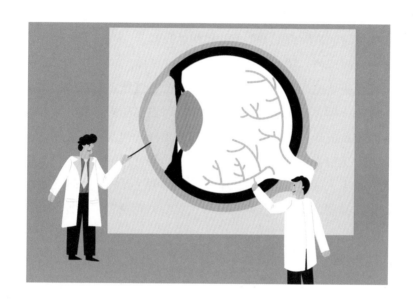

Hi，大家好！我的名字叫"眼睛"，非常自豪地说，我是人类感官中最重要的器官，是人体的外联部长，参与人们的一切对外联络。人们在读书认字、看图赏画、观看演出、欣赏美景等时都要靠我。我忠于职守、任劳任怨、不可代替。但我也非常敏感，如果超负荷学习和工作、长期不科学健康管理以及"体检福利"缺失，我也会越来越虚弱，也会生病。所以我必须要好好且隆重地介绍一下我自己，让你们认识我、爱护我、保护我，让我能健健康康地和你们在一起。

以下是我的"简介"，请多关照！

我的直径约有 24 mm，由眼球壁和包在眼球内的一些组织结构组成，就像一个小型照相机。实际上，照相机就是模仿我设计出来的。

外面一层厚厚的白色膜叫巩膜，可以起到保护的作用；外层最前部有一个像圆形窗户一样的透明膜叫作角膜，相当于照相机的透明镜头，它可以让光线进入眼球内。中间一层棕黑色的膜叫葡萄膜，或色素膜，主要起遮光作用，就像照相机的暗盒，还可起到供给营养的作用。

在它的最前部就是我们看到的"黑眼珠"，叫作虹膜。黑眼珠当中有一个小圆孔，叫作瞳孔，就像照相机的光圈，可随光线的强弱变大或缩小，控制光线进入眼球内。

在虹膜后面有一个结构称为睫状体，一般情况下看不见，主要是调节焦距。最里层是接受光线的视网膜，类似照相机用的胶卷。

我的体内（眼球内）还有晶状体、房水和玻璃体。

晶状体是最重要的屈光间质之一。它呈双凸透镜状，富有弹性。晶状体就像照相机里的镜头一样，对光线有屈光作用，同时也能滤去一部分紫外线，保护视网膜。但它很重要的作用还是通过睫状肌的收缩或松弛改变屈光度，使看远或看近时眼球聚光的焦点都能准确地落在视网膜上。随着年龄的增长，晶状体核逐渐浓缩、扩大，并失去弹性，这时眼睛的调节能力就会变差，出现老视眼。当由于各种原因，原本透明的晶状体变得混浊时，就会影响视力，这也就是我们常说的白内障。

房水由睫状体突产生，是充满在眼前和后房内的一种透明清澈液体。它的主要作用是供应角膜和晶状体必要的营养，并把这些组织的代谢产物"运走"。这种功能对维持角膜和晶状体的"正常运营"，以及保持它们的透明性，都起着十分重要的作用。

玻璃体为无色透明的凝胶状，其主要成分是水，占据玻璃体体积的99%左右，它和晶状体、房水、角膜等一起构成眼的屈光间质，并对视网膜和眼球壁起到支撑作用。当玻璃体因各种原因发生混浊时，看东西会觉得眼前好像有蚊虫在飘动，这就是我们所说的"飞蚊症"。随着年龄的增大，或由于高度近视等因素，半固体的凝胶状玻璃体会逐渐变成液体状，这就叫作玻璃体液化。

除以上介绍的几个结构外，我还有眼眶、眼睑、结膜、泪器和眼外肌等几个附属结构，在这里也一起讲一讲吧。

眼眶为四边锥形的骨窝，其底边向前尖朝后，由额骨、蝶骨、筛骨、腭骨、泪骨、上颌骨、颧骨等7块骨组成，深约5 cm。

眼睑是覆盖在眼球表面的软组织，也就是我们俗称的"眼皮"。可以起到保护眼球的作用。

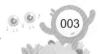
结膜为一层透明的薄膜，覆盖于睑板及巩膜的表面。

泪器则包括分泌泪液的泪腺和排泄泪液的泪道这两部分。

眼外肌是负责眼球运动的肌肉。每只眼的眼外肌正常情况下有 6 条，包括 4 条直肌和 2 条斜肌。

看到这里，是不是开始对我产生兴趣，并对我有更深入的认识啦？如果是，那就太好了，因为这本书的后面篇章全部都是围绕我来写的。关于我的故事、我的喜好、我从小到大可能会生的"病"、如何帮我解除病痛等，应有尽有，看完它，或许你才真正开始爱上我。

好了，就"唠叨"那么多了，大家跟着"小柴犬"和"大眼仔"一起进入后面的篇章吧。关于小柴犬和大眼仔的故事，看到最后有"彩蛋"哦。

（李珊珊　薛文文）

第一篇

认识你的眼

　　眼睛是心灵的窗户，也是人体最娇嫩的器官之一。人类对双目失明的恐惧仅次于对死亡的恐惧。爱护好我们的眼睛，是对自己最"豪华"的赠礼。对于自己的眼睛，你真的了解它吗？了解的程度又有多少？本篇从眼睛的结构，到眼睛的"爱"与"恨"，再到眼镜那些事儿、眼睛检查那些事儿、眼药水那些事儿，层层揭开关于眼睛的神秘面纱，让大家快速认识自己的眼睛，从而知道怎么样去保护它、爱护它，让它陪着自己走向更加光明的未来。

　　本篇共47个专题，每个专题从"大眼仔门诊"出发，由上海市眼病防治中心临床和公共卫生医生结合临床常见问题进行科普阐述，详细描述关于眼睛的各知识点，最后由本书主编对各知识点进行"点睛"，让大家加深对各知识点的印象，时刻提醒自己要守护视觉健康。

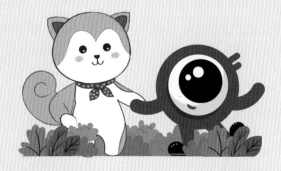

第一章
关于眼睛，你知道多少

别小瞧眼睛这些分泌物

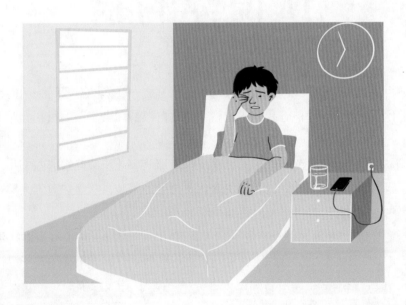

大眼仔门诊

早上起床时眼睛睁不开，就像被胶水牢牢粘住了一样，最后在家人的帮助下将"胶水"洗掉后才能勉强睁开眼。睁开眼后还视物模糊，总看不清东西。

专家解惑

正常人在晨起时，会发现眼角处有极少量的分泌物存在，这与夜间睡觉时眼睑运动量减少、泪液分泌减少和排出迟缓有关。正常人的眼分泌物主要来自泪腺、睑板腺、眼表细胞分泌的黏液及脱落的眼表上皮细胞等。大多分泌物为透明或淡白色，平常不易察觉。由于分泌物量小，并且可以及时从泪道排出，不会引起眼部不适。当眼睛发生某些疾病时，眼睛分泌物就会发生数量或性状改变。通常，人们观察到分泌物明显增多的同时，还会感到一些不舒服的症状，如晨起睁眼困难、视物模糊等。这时，除了上述分泌物成分，还会含有较多脱落的组织细胞、炎症细胞、血管渗出物、病原体等。

分泌物主要有哪几类呢？

目前，异常分泌物主要有五类，不同的分泌物可以帮助我们初步判断眼部疾病的种类，以便及时采取相应的治疗措施。

（1）水样分泌物：为稀薄稍带黏性的水样液体，这种分泌物增多往往提示病毒性角结膜炎、早期泪道阻塞、眼表异物、轻微外伤等。儿童中，由于鼻梁骨发育尚未完全，可能有内眦赘皮，伴有倒睫，常引起眼部刺激症状，并有水样分泌物增多。老年人若眼睑位置异常，如睑内翻、睑外翻等，也会引起水样分泌物增多。

（2）黏性分泌物：常出现在干眼症和急性过敏性结膜炎患者，表现为黏稠白色丝状物质，与常用的胶水性状十分相似，患者可能还会伴有异物感、眼痒等症状。尤其是儿童过敏性结膜炎，清晨醒来时，孩子常说可以从眼睛里拉出丝来，这一般就是黏性分泌物。

（3）黏脓性分泌物：指较为黏稠且略带淡黄色的物质，这类分泌物增多，应考虑是慢性过敏性结膜炎和沙眼的可能。

（4）脓性分泌物：这是最应引起重视的问题，脓性分泌物的出现常提示有细菌感染，需及时到医院就诊。新生儿出生3~4天内，如果双眼发现大量脓性分泌物，高度提示淋球菌性结膜炎，俗称"脓漏眼"。化脓性泪囊炎的患者，也常出现脓性分泌物，一般集中在内眼角。

（5）血性分泌物：如果发现眼睛分泌物呈淡粉色或明显的血红色，应该考虑眼外伤。眼睛分泌物呈淡粉或略带血色，应考虑急性病毒性感染，这时患者同时会伴有眼睛红、耳前淋巴结肿大等症状。

如果孩子近视或散光得不到及时矫正，或眼镜戴得不合适，长时间阅读后会出现水样分泌物增多，同时伴有眼部疲劳等现象。需要特别提醒的是，如发现孩子双眼水样分泌物增多，总是"泪汪汪"，而且"黑眼珠"较大时，应及时到正规医院检查，以排除先天性青光眼的可能。

（方晓玲）

眼睛分泌物，是良好的"身体自查指标"，不同的分泌物可以帮助我们初步判断眼部疾病的种类，千万别小瞧它。如出现文中所述分泌物，请及时采取相应的治疗措施。

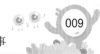
眼睛"迎风流泪"是怎么回事

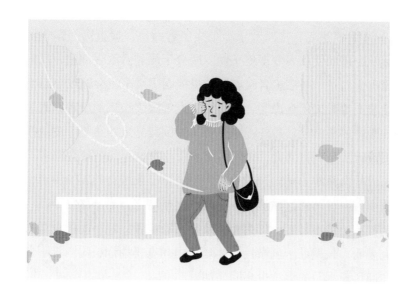

 大眼仔门诊

秋季天气转凉，常伴有冷风。眼睛被风吹过之后感觉不舒服，眨眨眼还会流出眼泪，这是怎么回事？

 专家解惑

其实我们的眼睛时刻都在流泪。因为平时分泌的泪液量较少，所以我们基本上感觉不到流泪。眼睛平时分泌出的泪液叫作基础泪液，只储存在眼皮和眼球的间隙中。当我们眨眼时，眼睑会使泪液均匀地分布在眼球表面，从而形成一层"泪膜"滋润眼睛。

眼球其实是个敏感脆弱的器官，眼球表面的细胞对于外界环境有着很强的感知能力。眼球一旦受到外界的刺激，就会使泪液量增加，这种受到刺激分泌的泪液叫作反射泪液，它的作用是保护眼睛。泪液量的增加与受到刺激的程度有关，受到的刺激越大，则泪液量越大。

哪些人容易"迎风流泪"？

（1）干眼症患者：吹风对于干眼症患者而言，最直接的影响就是加强眼表泪液的蒸发，进而使眼表变得更干燥。眼表干燥刺激眼表细胞，反射性泪液会快速分泌流出，而且干眼症患者眼表面的炎症因子增多也会导致眼睛更敏感。

（2）结膜炎等眼表疾病患者：患有结膜炎等眼表疾病的患者，眼表组织的炎症都会增加眼睛的敏感度；另外一些患者，如倒睫导致的角膜上皮缺损或者泪道不通导致泪液无法顺利排出者，他们的眼表分泌和储存的泪液会偏多。

（3）泪液排出系统出现问题的患者：泪液排出系统有问题的患者也会因外界的刺激导致泪液明显增加，如泪小管出现炎症及堵塞、泪点移位等。

（4）精神或情绪不佳者：自主神经系统不稳定者，容易受到刺激而流泪。另外，有研究表明，长期处于刺激性气体环境内和有喜抽烟、喝酒等不良嗜好的人群，这种"迎风流泪"的症状也会明显加重。

如何判断眼睛是否有异常，是否需要治疗？

在生活中，我们很难判断各种不同的"风"对眼睛的刺激程度有多大，不通过眼科检查而自己判断眼睛是否有异常往往是比较困难的。那么应如何判断眼睛有异常、是否需要治疗呢？可以通过以下三点来进行判断。

（1）在没有"被吹风"刺激的情况下，观察自己是否容易流泪。

（2）除了流泪症状外，注意自己是否有其他不适，如眼睛是否有异物感、干涩、发红、眼分泌物增多等情况。如果眼睛不仅容易流泪，还伴有其他不适，需尽快就诊。

（3）检查后如果眼睛存在干眼及炎症等问题，需遵医嘱配合治疗。

（薛文文）

很多人都有这样的想法:"迎风流泪"是一种正常现象,休息一下就好了,完全不必担心。其实不然。有些人出现"迎风流泪"可能与一些眼表疾病有关,患有眼表疾病者眼表面细胞敏感性增强,对外界的刺激会产生"过激反应",因此分泌的泪液会偏多。如果出现频繁的"迎风流泪",建议及时就医,做到早发现、早治疗。

眼底为何会"起风云"

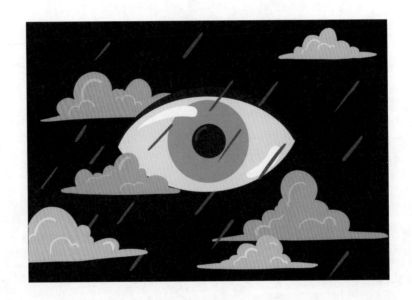

 大眼仔门诊

最近出现了视力下降、眼前黑影、视物扭曲/变形等症状，这是什么情况？

 专家解惑

这提示可能患上了眼底血管性疾病。在日出或黄昏时分，天边常常会出现像火焰一般美丽动人的赤色云霞，名叫"火烧云"。其实，在我们的眼底上也会起"风云"，但这些"风云"可不像云霞那样令人心情愉悦，反而会带来很多困扰。在新冠肺炎疫情期间，不少患者遭受这些"眼底风云"的困扰，视力受到了极大损害。

眼底血管性疾病有哪些危害？

一项来自上海城乡的流行病学调查资料显示：60 岁以上人群中，近 1/3 的视力损伤（指盲和低视力）是由眼底疾病引起，其中大部分属于眼底血管性疾病。眼底血管性疾病是一种危害极大、影响视觉能力且严重可致盲的疾病。一般来说，眼底血管性疾病的发病都比较隐匿，根据不同的疾病分类会有不同的症状，但总体来说，当疾病发展到一定程度，都会有共同的临床表现，比如视力下降、眼前黑影、视物扭曲 / 变形等，这些都是眼底血管性疾病最重要的症状，也是患者就诊的最直接原因。

需要特别提醒的是：眼底血管性疾病在早期可能没有明显变化，但到了症状出现时"为时已晚"，所以做好预防和定期眼病筛查很重要。

如何做好预防和定期筛查呢？

首先，做好定期的眼科专项筛查，及时发现眼部异常。建议 40 岁以上人群 1~2 年做一次眼科体检，50 岁以上人群每年做 1 次。平时也可应用 Amsler 表（Amsler 表详见下图）进行自我监测，及时发现黄斑疾病。

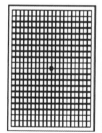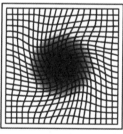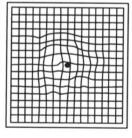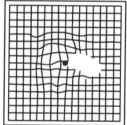

Amsler 表

其次，针对眼底血管性疾病，要有全病程管理的理念。

（1）需要接受规范的治疗。医生将从循证医学的角度和疾病治疗国际、国内公认的专家共识出发，结合患者的实际情况，安排妥当的诊疗计划（包括药物的选择和联合治疗方式等）。患者应按医嘱及时治疗，定期随访。

（2）需进行综合管理。完善全面的身体检查，控制"三高"（高血压、高血糖、高血脂），优化各种危险因素控制，针对各种并发症进行治疗，最终提高视力和提升生活质量。

（3）眼底血管性疾病治疗周期往往较长，疾病特点常常迁延反复，但及时的随访复诊和跟进治疗对视功能的保存和挽回都是至关重要的。因此，需要建立全程跟踪管理理念。

（童晓维）

眼底"起风云"的根本原因是眼底血管性病变。眼底血管性疾病在早期往往不易察觉，只有当疾病发展到一定程度时才有共同的临床表现，比如视力下降、眼前黑影、视物扭曲／变形等。一旦出现这些重要症状，往往"为时已晚"，所以定期做眼科检查至关重要。要在循证医学指导下，遵从医嘱，建立全病程管理理念，力争获得最佳视功能的保护。

眼睛红了，是不是得了结膜炎

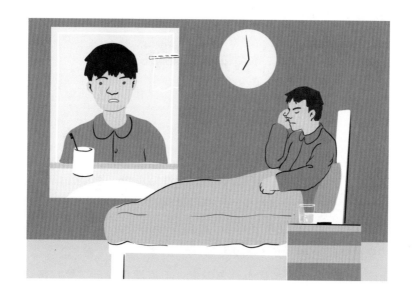

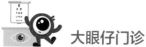 **大眼仔门诊**

眼睛变红了，还疼，一开始没在意，以为只是过敏了，后来越来越红，不得不来院就医。

 专家解惑

门诊中常常有这样的"红眼"患者，在排除了急性病毒性结膜炎后，发现他们有一部分是急性虹膜睫状体炎患者，其中有初发患者，也有复发患者，但他们都有一个共同的特点——因用眼过度导致眼疲劳。

为什么眼睛会红呢?

 眼睛红是指眼球表面血管扩张和充血,这是红眼病的主要体征。

 眼睛红就一定是得了结膜炎吗?

 不一定。除了结膜炎,导致眼睛红的眼病还有很多。

 还有哪些呢?

 引起眼睛红的常见眼病有以下几种。

(1) 结膜炎:分为感染性结膜炎和非感染性结膜炎。感染性结膜炎包括病毒性、细菌性、沙眼衣原体性结膜炎。非感染性结膜炎主要由过敏性(常年性、春季卡他性、特应性、巨乳头性)、药物毒性等原因引起,其主要症状为干眼、结膜下出血、充血性睑裂斑、角/结膜炎等。

(2) 角膜病变:主要包括病毒性角膜炎、免疫性角膜炎、翼状胬肉、神经麻痹性角膜病变等,还有一部分和佩戴角膜接触镜有关。

(3) 巩膜炎:包括浅层巩膜炎、深层巩膜炎等。

(4) 内眼疾病:包括急性虹膜睫状体炎、急性闭角型青光眼大发作等。

(5) 眼睑和眼眶疾病:包括睑板腺炎、睑缘炎和眼眶的充血性疾病等。

(6) 外伤:包括眼穿通伤、眼内异物、角膜异物、眼化学伤、紫外线灼伤(电光性眼炎)等。

(7) 眼部手术后的眼内炎等。

 急性流行性结膜炎与急性虹膜睫状体炎有区别吗?

 有区别的。

急性流行性结膜炎临床上以腺病毒感染为多,起病急、传染性强,双眼可同时或先后发病。患者有刺痛、异物感(重者还伴有畏光的情况,视力一般不受影响）。结膜充血明显，分泌物多为水样，发病一段时间后可伴有角膜病变。耳前、颌下淋巴结肿大及压痛，部分患者有头痛、发热症状。

急性虹膜睫状体炎大多病因不明，可能与自身免疫力下降有关。该病表现为视力下降明显、畏光、流泪、疼痛、结膜混合充血、角膜后有沉淀物（简称"KP"）、房水混浊、虹膜肿胀、瞳孔缩小或不规则、对光反射迟钝，后期虹膜与房角及晶状体发生粘连，进而可造成严重的并发症。

如何防治红眼病？

首先，生活要有规律，要适当锻炼，饮食要清淡，不要长时间看手机、电脑等电子设备，避免用眼过度及免疫力下降引起急性虹膜睫状体炎性眼病。

其次，疫情期间出现眼红、流泪、分泌物增多，并伴有发热及全身酸痛时，要第一时间前往发热门诊，以明确是否感染了新冠肺炎。

第三，一定要勤洗手，不到迫不得已，不要用手揉眼睛。

第四，要避免长时间在紫外线下工作和活动。

第五，要防止消毒液、酒精等液体溅入眼睛而引起眼化学伤。

（唐文丽）

主编点睛

眼睛红了不一定是得了结膜炎，导致眼睛红的眼病有很多。当患者出现眼睛红时，不要妄自下诊断，切记要到正规的眼科医院进行检查和治疗。

眼睛是新冠肺炎感染的"入口"吗

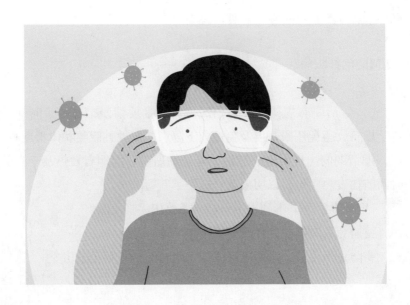

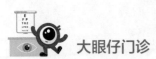

大眼仔门诊

2020 年，一场新冠肺炎疫情突如其来打乱了我们的生活秩序。面对新冠肺炎疫情，口罩成了我们出门的必需品，它能有效隔离病毒。那么，新冠病毒会通过眼睛传染吗？我们出门需要戴护目镜吗？

专家解惑

新冠病毒飞沫入眼导致肺部感染虽在理论上存在可能性，但这个可能性是非常低的，大家不必过于担心。

首先，《新型冠状病毒肺炎诊疗方案（试行第八版）》（以下简称《方案》）指出，经呼吸道飞沫和密切接触传播是新冠病毒主要的传播途径；在相对封闭的环境中长时间暴露于高浓度气溶胶情况下，存在经气溶胶传播的可能。

其次，《方案》并没有认定结膜是新冠病毒的主要传播途径。结膜与口腔黏膜、鼻黏膜有共同点，但也有不同点。共同点是两者均为黏膜组织，易被病毒侵入；不同点在于口、鼻是直通呼吸道进入肺部的，而结膜不是，进入结膜的病毒不会直接进入肺部。

第三，进入眼睛的病毒首先会遇到泪液，而泪液本身具有稀释和抗病毒作用。

 出门需要戴护目镜吗?

 不需要。护目镜的主要作用是防飞溅，阻止大量病毒进入结膜。根据我国的分级防护制度，护目镜属二级防护，使用人群主要是隔离在留观室和病房的医务人员，以及相关检测、消毒、转运人员，还有大量密切接触患者的工作人员等。普通人外出时不需要佩戴护目镜。

 疫情期间如何进行个人防护?

 首先，若能少出门，不去人员密集的场所，可以很好地避免感染新冠病毒；若必须外出，应佩戴口罩，并尽可能与他人保持距离。其次，要做到勤洗手，洗手时要用肥皂或洗手液配合流水冲洗。需要特别指出的是，免洗洗手液并不能完全替代流水洗手，尤其是在接触门把手、电梯按键等公共设施后。最后切记，出门后、洗手前，都不要揉眼睛。

（许 迅 张志华）

 眼睛有可能是新冠病毒感染的入口，但这个可能性还是非常低的，大家不必过于担心。另外，普通人外出时也不需要佩戴护目镜。疫情期间，大家务必做好个人防护，戴口罩，勤洗手，不要轻易揉眼睛。

婴儿总是哭，会"伤眼睛"吗

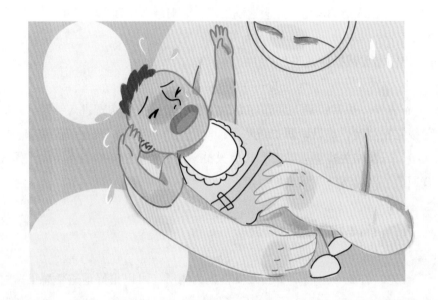

 大眼仔门诊

医生，我家孩子最近老是哭，长时间哭会把孩子眼睛哭坏吗?

 专家解惑

一般情况下孩子眼睛是不会哭坏的。啼哭是婴儿的表达方式，饿了、累了、困了等不舒服的时候都会哭，而且哭可以锻炼婴儿的肺功能。但要注意的是，过长时间的啼哭可能会对孩子的咽喉产生一定影响，所以家长还是要及时找出孩子啼哭的原因，以对症治疗。

一般情况下，可以确定孩子眼睛是否健康的方法有很多，回答起来既简单，又可能很复杂。但总的说来，大多数情况还是可以早期发现及早期治疗的。家长平时一定要在思想上高度重视，全面关心孩子的生长发育，不要只注意孩子的吃喝穿睡，同时要了解足够的眼睛防治知识，能够采取一些正确、简单的方法来帮助守护孩子的眼健康。

从医学角度来看，婴幼儿的眼睛问题主要有两大类，其中一类是眼病，另一类是发育问题，不少孩子是在先天或外界因素的作用下过早停止了发育，这可能引发永久性伤害，但只要早期发现并采取有效干预措施，绝大多数孩子的眼睛会随着年龄的增长而不断发育完善的。所以，在平时生活中，家长一定要及时关注孩子的一言一行、一举一动。

眼病的种类有很多，但对于婴幼儿而言，影响性较大的主要有先天性及遗传性眼病、屈光异常与急性眼病（包括眼外伤及感染性眼病等）。

如何确定孩子眼睛是否有问题呢？

一般来说，家长通过观察以下几种眼部情况，就能初步判断孩子的眼睛是否有问题。

首先，眼睛能否注视物体，且捕捉目标动作是否准确。

其次，看东西是否会歪头、眯眼，白天与夜晚视物有无区别。

第三，睑裂有无大小区别，有无固定或间歇斜眼。

第四，是否多泪、多眼屎，眼睛能否睁开（若突然出现闭眼，加上多泪、哭闹等现象，家长一定要特别小心）。

第五，眼白是否发红（充血）、眼黑（角膜）是否发白、瞳孔反应情况（灯光下变小）是否好、瞳孔区是否深黑色（不是黄、白或红色）等。

第六，双眼是否对称，其他身体部位有无异常。

如果有明确遗传性眼病家族史（高度变性近视、夜盲、色盲、青光眼等）及近亲婚配家庭的小孩出现眼部问题，则不能戴镜矫正。这些问题在幼儿中很普遍，很容易被年轻父母疏忽。

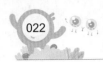

家长如何才能早期知道孩子眼睛异常？

　　可参考视力测定结果，但对于幼儿来说，最主要的方法就是屈光检查，即验光，而且验光一定要用药（如阿托品等）将瞳孔散大，这样验光结果才能准确。在这里需要注意的是，通过屈光检查不仅可以确定孩子目前的屈光状态，而且还能预测孩子将来屈光度数的变化，如是否会变成近视等，所以孩子定期做眼科检查很重要。

（陈　瑜）

　　　　一般情况下眼睛不会"哭坏"的，家长不用太担心。但在平时的生活中，家长一定要特别注意孩子的用眼习惯，以及孩子眼睛有无异常，比如是否经常眯眼，是否多泪、多眼屎，眼白是否发红等（可根据文中几点去判断）。如发现有异常，应高度重视，可视轻重前往医院就诊。特别需要提醒各位家长的是，每年一定要给孩子做1~2次眼睛检查，包括裸眼视力、综合验光、眼轴测量等，且一定要在用散瞳眼药水扩瞳后进行检查，这样才会准确。家长可根据每次的检查结果判断孩子眼睛是否有异常。

9 个小细节说明你的孩子可能已经近视

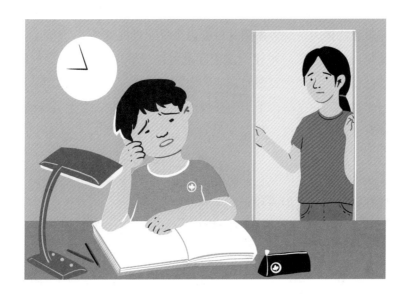

 大眼仔门诊

孩子最近总爱眯眼、皱眉头，看书时眼睛离课本的距离也比平常近了很多，好像是近视了。

 专家解惑

当各种电子产品成为我们生活的一部分时，近视患者也趋向低龄化。如果孩子有近视的趋势，需及时进行干预。

如何知道孩子有近视的趋势呢?

 以下 9 个细节可以判断。

(1) 眯眼:近视患者看东西时经常眯眼,这是因为眯眼时眼睑可以遮挡部分瞳孔,这样就能减少光线的散射,从而可以暂时提高和改善视力。因此,当您的孩子经常眯眼看物体时,应考虑到其可能患上早期近视。

(2) 频繁眨眼:频繁眨眼在一定程度上可以缓解视物模糊,暂时提高视力。因此,当您的孩子出现频繁眨眼时,应考虑其是否患上早期近视。

(3) 经常揉眼睛:一些孩子因为近视而看不清物体时,经常用手揉眼睛,目的是更好地看清物体。因此,当发现您的孩子经常揉眼睛时,应及时带其去医院检查视力。

(4) 歪头看物体:一些患有早期近视的孩子常常会歪着头看物体。这是因为歪着头看物体可以减少散射光线对其视力的影响。因此,当发现您的孩子经常歪着头看物体时,一定要带他去医院检查视力,同时纠正其看物体的错误姿势,以免养成歪头的习惯。

(5) 经常皱眉:一些患近视的孩子有皱眉的习惯,这是他们试图改善视力的一种方法。但经常皱眉会使眼外肌压迫眼球,这反而会加快近视的发展速度。因此,当发现您的孩子经常皱眉时,要及时带他去医院检查视力,同时要帮助其改掉经常皱眉的毛病。

(6) 拉扯眼角:少数孩子患上近视以后,常会用手向外侧拉扯自己的眼角,因为这样做可以达到和歪头、眯眼一样的效果。因此,当发现您的孩子有拉扯自己眼角的习惯时,要及时带其去医院检查视力。

(7) 看东西时伴有斜视:部分患有近视的孩子常会合并有斜视(即当一只眼睛向前看时,另外一只眼睛会不自主地向外侧看)的习惯。因此,当您发现自己的孩子有斜视习惯时,要考虑其是否患有近视。

(8) 看东西时眼睛与物体贴得很近:当您的孩子看物体时总与物体贴得很近,读书写字时常常抱怨屋子里的光线太暗时,要考虑到您的孩子可能患有近视了。

(9) 经常看错人或看不清东西:当您的孩子见了熟人常常不打招呼、在暗处行动时常被东西绊倒或碰伤，或是常常看不见黑板上的字迹时，也应考虑他是否患有近视了。

 如何提早知道孩子是否有近视趋势呢？

 孩子三四岁应到正规眼科医院进行一次全面的眼部检查，排查眼病的同时建立完整的视力档案，其后每半年要检查一次视力，上学后建议每3个月检查一次视力，做到早发现、早治疗。

（朱剑锋）

如果孩子出现眯眼、频繁眨眼、经常揉眼睛、歪着头看物体、经常皱眉、拉扯眼角、看东西时斜视物体、看东西时眼睛和物体贴得很近、经常看错人或看不清东西等症状时，可能已经有近视趋势了，需尽快到医院检查就诊。

小小年纪就"老花眼"？原来天生就是远视眼

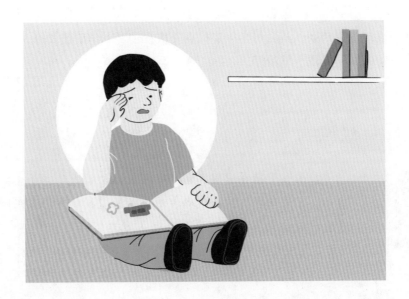

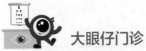

大眼仔门诊

3 岁的宝宝看图画书时，老说看不清。带他去医院检查后，医生说是远视。难道这么小的孩子眼睛就"老花"了？

专家解惑

远视和"老花"是两回事。根据医学调查显示，在婴儿时期，孩子都是远视眼，其中大部分为生理发育性远视，但也有一部分病理性远视。如果是病理性改变而不能早发现、早矫正，可能会导致斜视或弱视。

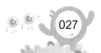

 为什么刚出生的宝宝会患远视眼呢？

 大部分远视眼属于生理发育性远视，随着年龄增长，远视度数可逐渐减少，无须矫正。但也有少部分的远视属于病理性，比如有些儿童由于遗传和外界环境影响，造成眼球发育落后或停止，形成高度远视眼。

 宝宝视力是怎么发育的？

其实宝宝的视力发展是一个动态的过程。刚出生的宝宝虽然已经具备看见东西的能力，但实际上视力非常差，只有 0.04 左右。因为此时宝宝大脑发育还不完善，无法处理视觉信息，因此他所看到的都是模模糊糊的景物。眼睛的功能会随着大脑发育慢慢完善。出生 1 周的宝宝可以看到 8~15 cm 远的物体，1 周后的宝宝可以看见 3 m 远的物体，眼睛也能够追着物体看。宝宝 7~8 个月时，眼睛就能辨别物体的远近和空间了。11 个月左右，可以区别简单的几何图形和观察物体的不同形状。一直要到宝宝 6~7 岁，其视觉才和成人相似。

宝宝有远视眼，需要治疗吗？

在宝宝眼睛发育的过程中，眼睛调节力会逐渐变强，宝宝可以使用自身的调节力克服其远视度数，即使有轻度或中度远视，也可不发生任何症状。所以，远视宝宝如果无症状而且未表现出调节集合的异常，则不需要戴镜，只需进行随访观察。具体可根据不同年龄段的症状，给予对症治疗。

（1）第一阶段（0~7 岁）：0~7 岁，除非宝宝表现出视力和双眼视功能的异常，否则显性远视即使达 2D（200 度）、3D（300 度）都不需要矫正。但当远视程度很高、调节力不足时，就会出现矫正视力异常，从而造成不同程度的看远不清和看近不清以及视疲劳的现象。一旦发现宝宝有明显的中、高度远视或合并散光、斜视，均要进行散瞳验光，并用一定度数的镜片进行矫正。

（2）第二阶段（7 岁以后）：7 岁以后，如果远视症状明显，可进行"正镜片"矫正。但一般主张保守观察，如果均进行全矫，会由于习惯性的调节而出现看远处视物模糊。由于患儿年龄小，调节力相对较强，可以相应减少正镜片度数，以便于孩子佩戴。

远视对于宝宝有哪些症状及危害呢?

宝宝的远视问题经常被父母忽略，主要因为其症状不如近视那么明显。远视宝宝主要会有以下症状及危害。

（1）容易视觉疲劳：远视宝宝需要使用更多的调节力来看清物体。例如当宝宝看书时，眼睛会离书本很近，需要高强度使用调节和辐辏功能，这样就容易引起视疲劳。如闭目休息一会儿或戴上合适的凸透镜后，症状会立即消失或明显减轻。但如果再继续阅读或书写，视近物用眼时又会出现同样的视疲劳现象。

（2）各种不适症状并发出现：会出现视物模糊，眼球有压迫感、酸胀、疼痛等症状；同时容易引起结膜充血和流泪，造成不同程度的头痛现象；有时还会引起肩胛部不适、偏头痛，甚至出现恶心、呕吐等症状。

（3）中度和高度远视易造成斜视或弱视：为获得清晰视力，远视宝宝会过度集合用眼，这样就会牺牲两眼的单视，养成一眼（视力较好的一眼）单视而忽视另一眼的习惯，最终导致内隐斜视或内斜视。如果不及时戴镜矫正，还会影响双眼视觉功能的发育，造成弱视。

（朱剑锋）

在婴儿时期，一般都是远视眼，而大部分远视眼属于生理发育性远视，无须矫正；小部分属于病理性远视，如果未表现出调节集合的异常，定期随访观察即可。但是，一旦发现孩子出现明显的远视或合并散光、斜视，家长应该及时带领孩子到医院检查就诊。

近视眼人群会得"老花眼"吗

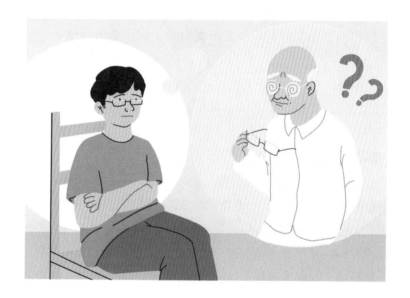

 大眼仔门诊

我今年已经 50 岁了，看手机总是觉得很模糊、费力，没多久就会出现眼睛酸胀、头痛等不适症状。我是不是"老花"了？可是我之前有近视啊！

 专家解惑

老花眼是指由于年龄增长所导致的生理性调节减弱而引起的眼病。随着年龄的增长，人眼晶状体逐渐硬化、弹性减弱，眼内肌肉的功能逐渐降低，从而引起眼的调节功能逐渐下降，一般会在 40~45 岁开始出现阅读等近距离用眼困难。

无论是视力良好或是近视者，到了一定年纪，都会出现老花眼的问题。不过，这是一种生理变化，无须过度担忧。

为什么会得老花眼?

除了年龄外,老花眼的发生和发展还与以下因素有关。

(1) 屈光不正。未矫正的远视患者出现老花眼的时间较早,而近视患者出现老花眼的时间则相对较晚。

(2) 用眼习惯。如长时间从事近距离用眼工作,则更易提早出现老花眼的症状。

(3) 患者的身体素质。每个人的体质不同,相同年龄下老花眼发展的速度也各不相同。

老花眼能治好近视吗?

近视患者不仅逃脱不了"老花"的命运,还会出现"两者共存"的现象。患上老花眼后,会减少之前的近用近视度数,但这并不代表近视已经好了。也就是说,近视没有好,又增添了老花眼症状。此时,看远时需要一副眼镜,看近时则需要另一副眼镜,这样才能满足不同距离的用眼需求。有条件的患者可尝试渐变多焦镜来同时满足看远和看近的需求,以减少两副眼镜轮戴的不便。

若发现自己看近物时越来越费力,如看小字困难,需要拉远才能看清,对光线要求更高,且无法长时间、近距离阅读等,应及时前往正规医院的眼科门诊或眼科医院进行检查就诊,以确认是否患上老花眼。如确诊患上老花眼,需及时佩戴相应度数的眼镜进行矫正。

(张骏捷)

近视眼人群也会得老花眼。当出现老花眼症状时,应及时前往正规医院的眼科门诊或眼科医院进行检查就诊,以确认是否患上老花眼。如确诊老花眼,需及时佩戴相应度数的眼镜进行矫正。

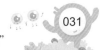

眼前"一抹黑"，竟然是"眼中风"

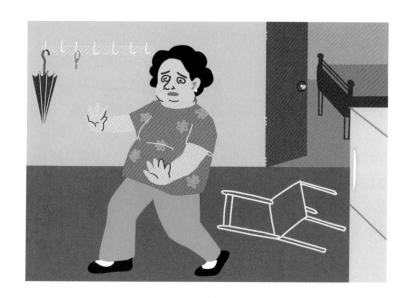

 大眼仔门诊

平时血压有点高，最怕天热难挨的夏天。高温天就喜欢在空调房里"眯"个午觉，一次午睡醒来后，右眼眼前突然发黑，看不见东西了。

 专家解惑

这种情况可能是出现了"眼中风"。

"眼中风"是一种严重危害视力的眼底病，是全身血管病变在眼部的一种表现。"眼中风"分为视网膜动脉阻塞和视网膜静脉阻塞，其中视网膜动脉阻塞更为严重，很可能导致失明。"眼中风"常单眼发病，双眼同时发病较为少见。

"眼中风"有什么前兆吗?

如出现以下几种情况,应引起高度重视。

(1) 黑蒙。眼睛视物时不能看到或看清物体,以眼前发黑为主要临床症状。如出现一过性黑蒙或视物时有蒙上窗帘的感觉,而数分钟后视力又恢复正常,反复发作数次,且"眼中风"的黑蒙,不因体位改变而发生。

(2) 视野缺损。发生视网膜动脉阻塞时,视野颞侧周边常保留一窄区光感。发生视网膜静脉阻塞时,视野缺损的部位和血管阻塞部位有关,可能为上、下、左、右,甚至是中间。约有 4% 的患者为无光感,且瞳孔散大,直接对光反应消失。

(3) 视力下降。如果视力在几小时或几周内出现急剧下降,那么要引起重视了,务必要及时去医院做检查,以排除"眼中风"的可能性。

"眼中风"的高危人群有哪些?

首先,50 岁以上是高危因素,因为这个年纪的人群,动脉粥样硬化、动脉阻塞等开始出现,容易导致"眼中风"。近年来,也有年轻化趋势,40 岁以上人群患病率为 1%~2%。

其次,为有基础性疾病人群。有糖尿病、高血压、心脏病等疾病的患者本身血管就容易出现问题,因此,出现"眼中风"的风险也会比常人高。

再者,为吸烟者。吸烟会造成血黏度增加,易引发"眼中风"。

对于"眼中风"高危人群来说,需要做好两件事,即全身全面检查＋眼科专项筛查,眼科专项筛查就是通过眼底照片、OCT 等无创检查来了解眼血管的情况。

总之,千万别对"眼中风"掉以轻心,"眼中风"中的"视网膜动脉阻塞"是致盲急症之一。若视网膜动脉完全阻塞,几十分钟后就会造成视网膜不可恢复的伤害。若是 12 小时内都无法使血管畅通,那么视力将会永久丧失。所以一旦发生视网膜动脉阻塞,千万不可延误,务必要立即前往医院就医。

前往医院路上可通过哪些办法进行自救?

 首先,舌下含服扩张血管的药物。如麝香保心丸、硝酸甘油等。

其次,用手掌心按压眼球。加压数秒后,再快速松开,反复操作。这样可以通过眼内压变化让血流再流通,或是移动血管内的栓子,由此降低阻塞造成的危害。

（童晓维）

 "眼中风"是一种严重危害视力的眼底疾病,是全身血管病变在眼部的一种表现。当出现黑蒙、视野缺损、视力下降等症状时,患者可能患上了"眼中风",务必及时前往医院进行检查治疗。

"欲哭无泪"，原来是种"眼病"

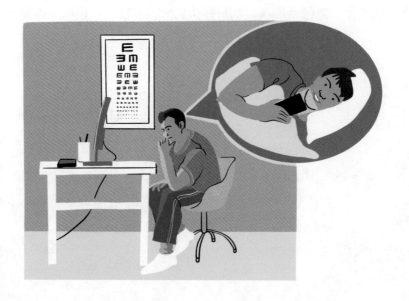

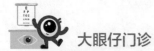

大眼仔门诊

最近觉得眼睛非常干涩，总感觉有异物，易疲劳，还"欲哭无泪"，这是怎么了？

专家解惑

可能患上了干眼症。

干眼，通俗地讲，是指因泪液质量下降或分泌量减少引起的泪液膜稳定性下降，从而伴有眼部不适和眼表组织病变的一种疾病。干眼常见的症状有眼部干涩和异物感，其他症状有烧灼感、痒感、畏光、红痛、视力波动、易疲劳等。干眼患者常常诉说自己的眼睛易疲劳，导致读书和看电视有困难。

干眼症是如何引起的？

干眼症形成的原因主要有以下几类。

（1）长时间计算机操作、汽车驾驶、读书和其他精细化作业。从事这些工作常常需集中注意力，因而眨眼频率会明显减少。如果眨眼不足，角结膜暴露时间将会超过泪膜破裂时间，从而导致角膜表面形成 1 个或多个"干点"。

（2）佩戴隐形眼镜，患有过敏性结膜炎，受大气污染、紫外线等其他因素的影响，从而引起泪膜质量下降。

（3）由于自身睑裂大（上、下眼皮之间的间隙），或所处环境干燥，也将引起泪液蒸发过快。

（4）服用部分降压药或部分精神安定剂也会对泪液的产生有影响。

（5）眼部滥用滴眼液会导致眼表微环境改变，引起泪液质量改变。

（6）随着年龄的增长，部分处于绝经期和绝经后的女性，或患有一些全身疾病的患者，其泪液的分泌量会受影响。

（7）睡眠不足和精神紧张等生理原因也会引起泪液质量下降。

干眼症如何治疗？

干眼症目前无法根治。对于干眼症患者，缓解干眼症状是其治疗的重要目标。患者可以通过临床治疗，同时加以饮食和生活习惯的调整来缓解和减轻症状。

（1）临床治疗。主要是补充人工泪液保持眼部湿润。人工泪液有水剂和膏体两种。很多患者在眼睛开始出现不适时，往往使用抗生素、抗病毒眼药水等，其实这种方法是不可取的，反而有可能使症状加重。如干眼症状较重，可以在上、下泪道放置泪小点栓塞胶，避免泪液过快排出。

（2）加强饮食和生活习惯的管理。长期从事电脑操作者要注意饮食调理，可多吃一些新鲜的蔬菜和水果，同时增加维生素 A、维生素 B、维生素 C、维生素 E 的摄入。每天可适当饮绿茶，因为茶叶中的脂多糖可以改善干眼症状。此外，还要保持良好的生活习惯和改善工作 / 学习环境，要避免强光和高温刺激，且看书、看电视或看电脑屏幕时间不宜过长。

如何预防干眼症?

（1）养成看书、看电视、看电脑多眨眼的习惯。眨眼有助于泪腺的分泌和泪液的分布，因为一般人紧盯屏幕时，眨眼次数减少，会增加泪液的蒸发，从而加重干眼症状。

（2）保持良好的学习、工作和生活习惯是预防眼睛干涩的有效手段。首先要避免长时间操作电脑，注意休息。通常连续操作 30 分钟，要休息 5~10 分钟，可以看远处或做眼保健操。其次，操作电脑的姿势和距离也很重要，尽量与电脑屏幕保持 60 cm 以上距离，并让视线保持向下约 30 度。最后，显示器亮度也不要太高，调节到最大亮度的一半即可，以看得清楚内容但比周围物体稍暗为宜。

（3）近视患者建议戴框架眼镜，少戴隐形眼镜，尤其在长时间使用电脑时，最好不要戴隐形眼镜。

（4）做好眼部的清洁工作，特别是睑板腺分泌旺盛者，应在医生的指导下做好睑缘的清洁工作，使潴留物排出。

（5）尽量避免在相对封闭的场所长时间停留，要改善环境的通风状况。

（朱剑锋）

主编点睛

干眼症是指因泪液质量下降或分泌量减少引起的泪液膜稳定性下降，从而伴有眼部不适和眼表组织病变的一种疾病。目前无法根治。患者可通过临床治疗（补充人工泪液保持眼部湿润）同时加以调整饮食和生活习惯来缓解和减轻症状。

"左眼跳财，右眼跳灾"，老话到底是真是假

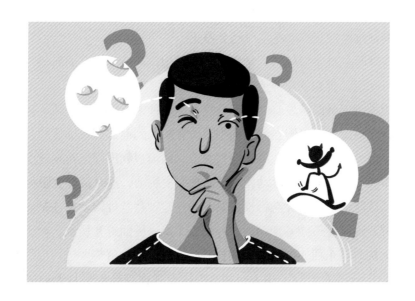

大眼仔门诊

俗话说"左眼跳财，右眼跳灾"，眼皮跳真的能测吉凶吗？

专家解惑

这种说法是不科学的。现代医学里的眼皮跳，学名叫"眼睑震颤"，也称"眼睑痉挛"，是控制眼睑肌肉的神经（第Ⅶ对脑神经：面神经）非正常兴奋，引起部分眼轮匝肌肌纤维在短时间内收缩颤动（痉挛、抽筋），以致牵动其上附着的皮肤出现颤动。

一般来说，眼皮跳可分为生理性和病理性两种，大部分眼皮跳是生理性的，常表现为：一次性发作，一会儿左边眼皮跳、一会儿右边眼皮跳，单侧较多；发

作时间短，一次发作常常只有几秒到几分钟；持续时间不等，短则几小时，长则三四天间歇发作；跳动的频率非常不规律，任何时候都可能出现；跳动程度也不剧烈，比较轻微，过后会自动恢复。

这种生理性眼皮跳多由疲劳、用眼过度、强光刺激、受凉、精神刺激、情绪紧张与恐惧、服用某种药物、头面部受压迫、睡眠不足、烟酒过度、看书或看电视时间过长等因素引起，而非疾病引起。因此一般不需要特殊治疗，只要注意休息、进行局部按摩或热敷，眼皮跳就会停止。

而病理性眼皮跳一般较重，常常伴有其他相关部位或器官的病症，需要引起注意并及时就医，有如下几种情况。

（1）眼皮跳伴随眼睛发红、酸涩且流泪。这种情况大多由眼睛炎症或者其他病变导致，不适感也只局限在眼睑周围，没有扩大到面部其他部位的趋势。在近视、远视、散光、结膜炎、角膜炎等情况中，因为视物模糊而诱发过度调节或炎症刺激，眼肌会出现不自主运动，由此出现眼皮跳动，这时最好去眼科就诊。

（2）持续跳个不停，甚至都没法看东西。这种持续性跳动往往是面神经自身炎症、面神经通路受压或其他刺激（外伤、手术、肿瘤等）所致，严重者甚至会导致患者无法看清东西，如果持续较长时间没有缓解，就需要进行治疗了。可以去神经科确定或排除面神经相关疾病，如未发现面神经疾病且普通的热敷、休息、消炎治疗等仍不能缓解眼皮跳的，可考虑进行局部注射肉毒杆菌毒素或手术治疗。

（3）不止眼皮跳，嘴角和面部也在跳。眼皮跳动时，还伴有半边脸的肌肉痉挛，即同侧的面部和嘴角出现抽动（下颌瞬目综合征），可至神经科就诊。

（王明进）

左眼皮或者右眼皮跳，其实是"眼睑痉挛"，大部分眼皮跳是生理性的，不用过度担心，一般适当休息、放松即可缓解。而小部分的眼皮跳是病理性的，常常伴有其他相关部位或器官的病症，此时需引起注意并及时就医。

第二章
眼睛的"爱"与"恨"

别让浴霸毁了孩子眼睛

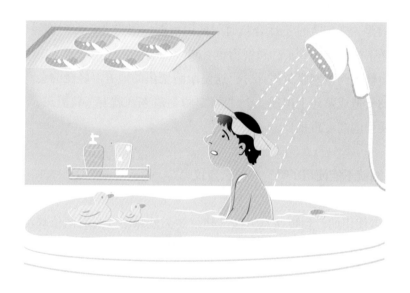

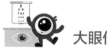

大眼仔门诊

　　4岁的松松在洗澡时总是叫着开浴霸，2个月后，他开始不停地揉眼睛，逗他玩时，将手掌放在他眼前来回晃动，他的眼珠几乎没有反应，把家长都急坏了！

专家解惑

　　随着生活水平的不断提高，很多家庭住所的卫生间都装上了浴霸，便于在寒冷的冬天洗澡时取暖。然而，浴霸所带来的安全隐患也不容忽视，尤其是家里有孩子的家庭。浴霸光源强度很大，儿童的角膜和结膜表层都比较娇嫩，浴霸中所含的蓝光能穿过角膜和晶状体接触到视网膜，婴儿的晶状体无法过滤蓝光。松松在打开浴霸的浴室里洗澡，他的眼睛会好奇地寻找光源，他一直盯着浴霸看，所以眼底被严重灼伤，患上了黄斑病变性失明。

 浴霸对成人有影响吗？严重吗？

　　当然有。即便不是儿童，如果成人长时间盯着浴霸看，强光进入眼睛经过眼底反射聚在眼球上，时间久或频率高了，都有可能伤害到视网膜黄斑。特别值得一提的是，老年人也不适合长时间使用浴霸，因为老年人视神经比较脆弱，在浴霸强光下待得时间太长，对视力也有较大影响。

　　强光会伤害到视网膜黄斑部分，这是眼睛聚焦的地方。轻微的会产生黄斑水肿，严重的会造成黄斑上出现一个"洞"，以后看东西就有一块黑斑，无法修复。所以一定要引起高度重视！

 浴霸就不能使用了吗？有什么建议吗？

　　可以使用的，但要注意方法。建议冬天洗澡不要长时间依赖浴霸，可以在洗澡前打开浴霸或取暖器 15~20 分钟，待浴室温度合适后再入内洗澡。

 哪些"光污染"会伤害到宝宝？

　　(1) 闪光灯。宝宝照相时也不能用闪光灯照相，因为闪光灯的强光会损伤视网膜，拍照前记得要关闭闪光灯。

　　(2) 照明强灯光。宝宝常喜欢盯着灯光目不转睛地看，如果家中的照明用灯、装饰灯、射灯太亮，他的眼睛会受不了。现在的建筑物和景观照明往往也非常刺眼，特别是那种从下向上照射的地灯，对宝宝的吸引力比较大，而伤害也更严重。另外，夜间的车灯、霓虹灯也需要注意，不能让宝宝盯着看。宝宝看书需要照明时，最好使用护眼灯。

（3）电视、电脑、iPad、手机。这些常用的电子产品不但屏幕本身发出的光对宝宝眼睛有伤害，而且不停闪烁、快速变化的画面也容易造成眼疲劳，宝宝不应该长时间使用，即使使用，也要保持一定距离。

（4）烟花。烟花燃放时发出的光非常强，宝宝不能长时间看，更不能长时间近距离看。如果宝宝喜欢看烟花，爸爸妈妈可以让他在室内隔着玻璃看一会儿。

（5）激光笔。父母不要用激光笔逗宝宝玩，尤其不要让他自己拿着激光笔玩。一旦激光直射宝宝眼睛，可能造成永久性伤害。

（6）电焊光。电焊时产生的强烈光线，紫外线的强度非常大，如果宝宝盯着电焊光看，可引起电光性眼炎。遇到电焊作业时，家长要立刻带宝宝离开。

（许　琰）

浴霸可以取暖，但也可能导致失明。不管儿童还是成人在使用时都要务必注意。建议冬天洗澡不要长时间依赖浴霸，可以在洗澡前打开浴霸或取暖器 15~20 分钟，待浴室温度合适后再入内洗澡，别让浴霸毁了孩子眼睛。

眼睛与电脑的最佳距离，你知道吗

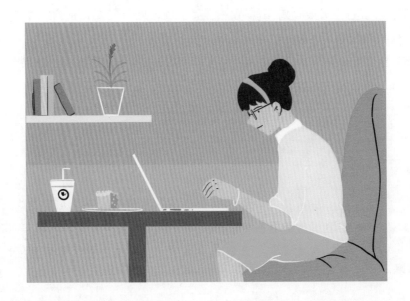

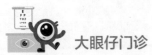

大眼仔门诊

最近赶稿子，对着电脑眼睛特别容易累，而且常常还出现眼干、眼酸等症状，是电脑惹的祸吗？

专家解惑

造成眼睛累的因素有很多，最主要的当然是长时间注视屏幕。正常人一般情况下1分钟眨眼约20次，而使用电脑时，因过于凝神注目，每分钟眨眼次数可能会减少到6次。在经济快速发展的今天，电脑成为我们工作的"必需品"，很多工作都需要靠操作电脑才能完成，那如何才能和电脑"和平共处"，才能更好地保护好我们的眼睛呢？

首先，要保持准确的姿势。电脑操作应保持人与显示器 60 cm 以上距离，且将显示器适当放低，因为视线向下约 30 度时，眼睛的肌肉处于比较松弛的状态，眼睛不容易累。

其次，要维持规律的作息时间。电脑操作时要注意"中场休息"，每工作 1~2 小时，要休息 15 分钟，休息时可以闭目或远视。

第三，要有好的操作环境。操作电脑环境要保持通风和湿润，光线要柔和，不能太强或太弱；同时，电脑显示器的光度与清晰度要适当。

最后，如果眼睛"累"的症状十分严重，没有办法得到改善，一定要前往眼科就诊，要在医生的帮助下选择合适的眼药水或人工泪液来使眼睛得到充分的滋润。

（何鲜桂）

长时间使用电脑，会造成眼部疲劳，可能会出现眼干、眼酸等症状，重则还会导致视物模糊。这主要是眼疲劳导致的，最主要的是长时间注视电脑屏幕、操作姿势和距离不正确，且没有"中场休息"所致。在操作电脑时要注意与电脑保持 60 cm 以上距离，操作 1~2 小时后休息 15 分钟。

孩子近视度数增长 100 多度，竟因为太阳眼镜

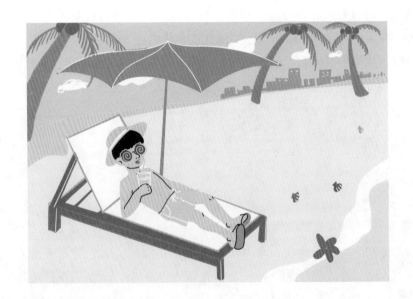

大眼仔门诊

我家孩子平时学习、生活习惯都挺好的，而且家族也没有近视遗传史。有一次出去旅游，在街边小店给他买了一副太阳眼镜，戴了一段时间后，发现他的视力下降得很厉害。

专家解惑

有可能是戴了有度数的太阳眼镜导致。

劣质儿童太阳眼镜佩戴增多导致儿童近视率上升值得高度警惕。目前市面上的儿童太阳眼镜，有 50% 以上并不像商家宣称的那样具有防紫外线功能，还有的产品包装或吊牌根本没有标注所属太阳眼镜的类别，有一些产品标注的太阳眼

镜类别与实测类别还并不相符。太阳眼镜类别不同，其用途也不同。没有标注类别或标注类别与实际不符的太阳眼镜，都可能会导致儿童使用不当，危害视觉健康。

 如何分辨有度数的儿童太阳眼镜?

 对儿童太阳眼镜是否有度数，可通过目测直线简单辨别。可找一条直线或者一幢建筑物，通过这副太阳眼镜去看那条笔直的直线或者那幢建筑物，然后缓慢移动眼镜，如果看到物体发生了变形，那这副太阳眼镜可能就是有度数的。

 如何购买儿童太阳眼镜?

 购买儿童太阳眼镜应尽量避免选购色彩鲜艳、价格过于低廉的产品；要避免没有吊牌的产品；要到实体专业眼镜店选购产品，切记不可到普通玩具店去购买眼镜。

（朱剑锋）

 儿童太阳眼镜质量参差不齐，购买时要到实体专业眼镜店购买，切记不要随意到普通玩具店或无资质的眼镜店去购买眼镜，要避免购买有度数的太阳眼镜。

年轻女性眼睛老 10 岁，根源竟是双眼皮贴

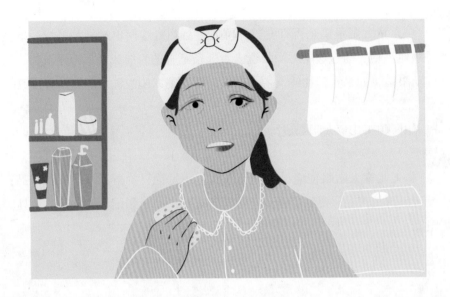

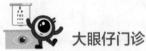 **大眼仔门诊**

平时很少素颜，化妆时都是贴双眼皮贴，觉得这样可以让自己的眼睛大一些。3 年过去了，发现自己的眼睛不仅没有变成"双眼皮"，还越来越不舒服。

 专家解惑

长期贴双眼皮贴会加速眼皮的老化，让眼皮肌肤越来越松弛。双重睑俗称"双眼皮"，由遗传决定。单眼皮与双眼皮存在解剖学上的不同。双眼皮贴和胶水经过压迫、黏贴皮肤形成临时的双眼皮皱褶，不可能让提上睑肌纤维在眼睑皮下形成永久粘连，因此，再怎么坚持贴，也无法达到永久定型的效果。

据了解，目前市面上的双眼皮贴材料有多种，如塑料、纸质、胶布和绢纱

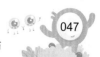

等，透气性难以保证，胶的成分也不明确。而眼睑是全身最薄和柔软的皮肤，长期使用双眼皮贴、胶水，不仅导致眼皮松弛、眼角下垂，还可能导致皮肤色素沉着，加速皮肤老化。很多女孩长期贴双眼皮贴，以后还想做双眼皮手术的时候，不但手术难度增加，而且效果也会打折扣。因此，爱美女性使用双眼皮贴一定要适度，偶尔贴贴即可，不宜长期连续使用。

（许　琰）

　　长期使用双眼皮贴、胶水，不仅导致眼皮松弛、眼角下垂，还可能导致皮肤色素沉着，加速皮肤老化。爱美女性要适度使用双眼皮贴。

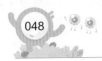
眼睛"体质"差，训练来加强

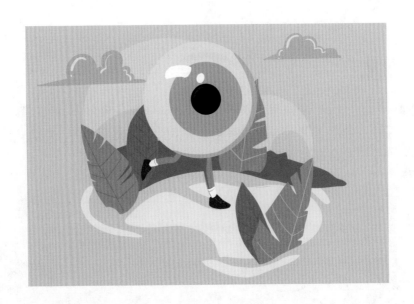

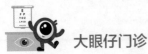

大眼仔门诊

视物模糊，眼睛调节功能出现异常，怎么办？

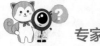

专家解惑

在视觉训练工作中，我们经常会遇到一些眼睛调节异常的患者，由于调节功能失常，使其眼睛聚焦不准确，不能自如地维持和改变调节状态，从而出现视物模糊、视物疲劳、视物重影、眼眶胀痛、头痛、字体跳跃、复视等症状，严重影响人们的精神和健康。那么如何缓解、改善调节功能异常的症状呢？

我们的眼睛好比一部照相机，眼睛的角膜、瞳孔、晶状体与照相机的镜头、光圈和调焦装置相对应。在我们的生活中，如果想要看清近距离目标，就需要通过睫状肌的收缩，增加晶状体弯曲度，从而增强眼睛的屈光力，使物体在视网膜上形成清晰的图像，这种调节焦距的能力就是我们眼睛的调节功能。

调节训练的目的是通过科学、规范的训练方法，增加眼睛的调节能力（调节幅度），提高调节的准确性（调节反应），让大家拥有清晰、舒适、持久的视觉质量。

调节训练需要注意哪些呢？

眼睛调节功能出现异常的原因有很多，如调节不足、调节过度、调节灵敏度降低、调节不能持久等。所以，在做调节训练之前，我们要给眼睛做一次全面的屈光检查和视功能检查。

调节训练方法有哪些？

调节训练的方法有很多，如阅读训练、排序训练、字母表训练、反转拍训练等，只要用对方法，均可对眼睛的调节功能起到良好的修复和改善效果。

（裴宏岩）

调节训练的目的是通过科学、规范的训练方法，增强眼睛的调节能力（增加调节幅度），提高调节的准确性（调节反应），让大家拥有清晰、舒适、持久的视觉质量。调节训练的方法有很多，如阅读训练、排序训练、字母表训练、反转拍训练等，只要用对方法，均可对眼睛的调节功能起到良好的修复和改善效果。

别让"光污染"伤了你的眼睛

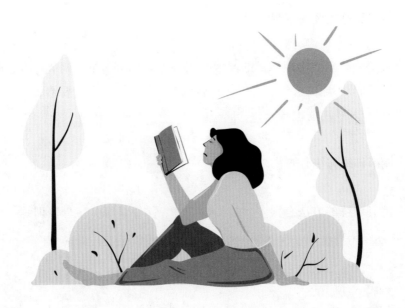

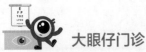

大眼仔门诊

　　春暖花开，不少小伙伴都喜欢靠在窗边或草坪上边晒太阳边看书，不一会儿便觉得眼前有一团黑影，经久不消。

专家解惑

　　阳光下看书，容易伤害视网膜。如果长时间在阳光下看书，瞳孔就会持续缩小，引起瞳孔括约肌痉挛、疲劳、眼球胀痛，甚至头晕目眩。人们在看书写字时，要有合适的光线，才能看得清楚、看得舒服。光线太强或太弱都会给眼睛带来不良影响。

　　在室外，太阳光直接照射会对视网膜造成影响，大家最好戴上太阳眼镜，这对于正处在发育阶段的小朋友尤为重要。

正常光线下最好不要长时间配戴太阳眼镜，戴太阳眼镜仅是人们在强光下对眼睛的一种保护措施。对于眼睛处于亚健康的人群来说，则更不适合长期佩戴，以免引起视疲劳。

说到眼睛和光源，可能大家都会想到近年来时常提及的"光污染"。眼下，"光污染"已被证实会导致神经衰弱。霓虹灯造成的眩光是否会对眼睛造成直接伤害，在医学上还未做过调查，但只要不是长期盯着霓虹灯看，不管是小孩还是成年人，受到的影响应该不大。对于成年人来说，眼细胞发育已经基本定型，只有在受到强光刺激的情况下，视觉细胞才会受到影响。

"光污染"都包含哪些？

"光污染"所包含的不仅仅是霓虹灯带来的问题，还有可能是我们使用的电脑、手机或家里一些装修瓷砖所带来的"眩光"。很多人都觉得电脑眩光会造成倦怠无力、头晕、神经衰弱等身心方面的影响。据调查，事实上大多数出现身体问题的人群，其电脑产品通常摆放在卧室，而且在使用电脑时关掉了室内其他光源。有些人甚至会为了下载片源24小时长期开机，如果卧室内的电脑是个光源，而睡觉时光源依然明亮，则会影响睡眠，严重时会致神经衰弱。

如何预防"光污染"？

预防"光污染"，一方面，切勿在"光污染"地带长时间滞留。若光线太强，房间可安装百叶窗或双层窗帘，根据光线强弱做相应调节；另一方面，应全民动手，在建筑群周围栽树种花，广植草皮，以改善和调节采光环境等。

（许　琰）

爱上你的眼

　　阳光中含有人的眼睛根本看不到的红外线和紫外线，人眼如果受到紫外线直接照射过多、时间过长，就会伤害角膜上的细胞，使双眼感到剧烈疼痛，有可能几天以后才能恢复正常。眼睛受到强光刺激会使得瞳孔持续缩小，引起瞳孔括约肌痉挛、疲劳，眼球胀痛，甚至头晕目眩。霓虹灯、手机、电脑等所导致的"光污染"会造成倦怠无力、头晕、神经衰弱等身心方面的病症，日常生活中一定要防范"光污染"。

赏花赏成"熊猫眼"，"元凶"就是它

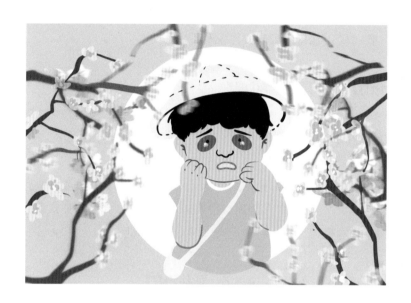

 大眼仔门诊

周末跟着爸妈外出踏青，可没玩多久，眼睛就开始不舒服。起初并未在意，回家睡一觉后眼睛就肿得更加厉害，最后肿成了"熊猫眼"，连眼睛都闭不上了。

 专家解惑

春花争奇斗艳，谁知有人大饱眼福后，眼睛却成了"熊猫眼"，这可能是过敏性结膜炎在作祟。

导致结膜过敏的"元凶"主要就是花粉。其次，飞絮、尘螨等也可能是过敏原。当我们接触过敏原后，最快十几秒就会出现过敏症状，大多数在离开过敏原后症状就会逐渐消失，但少部分会越来越严重。因此，一旦出现眼部不适，应该及时就诊。

　　过敏性结膜炎是眼科一种常见的疾病。正常情况下，我们的免疫系统聪明而稳定，能够识别有危险的病原体，而不会对灰尘、花粉等物质产生反应。但是，如果我们的免疫系统处于一种过度敏感的状态，就会把灰尘、花粉等物质误认为病原体，产生反应。这种"过度敏感"的状态，我们称之为过敏。作为暴露在外的浅层器官，眼睛尤其是结膜部分，很容易接触外来物质。因此，眼部与皮肤、鼻子和支气管一样，都是过敏的好发部位。

过敏性结膜炎有哪些症状呢？

　　过敏性结膜炎的症状因人而异。大多数过敏性结膜炎患者表现为内眼角的瘙痒，有些患者还可能伴有眼睑皮肤的潮红、水肿和脱皮屑。如果症状不严重，即使不用药，可能过几天症状就消失了，不影响视力。但是，也有一部分患者过敏会非常严重，除了瘙痒之外，还可能出现持续的结膜充血、水肿，甚至出现角膜溃疡，影响视力，有这种情况者，建议及时就医。

对于不同的过敏性结膜炎患者，如何治疗？

　　（1）脱离过敏原。要尽量避免与可能的变应原接触，如清除房间的破布及毛毯等，同时要注意床上卫生，定期使用杀虫剂消灭房间的虫螨。此外，在花粉传播季节要避免接触草地、树花等，要停戴接触镜、更换接触镜护理液等。眼睑冷敷也可以暂时缓解症状。

　　（2）局部使用抗组胺药。常用的抗组胺类滴眼液有依美斯汀等，这类药物起效快，安全性高，在过敏性结膜炎患者中应用广泛，但是其作用时间短，并且对小部分患者无效。如果有严重的皮肤、鼻子和支气管症状，可以口服抗组胺药。如只有眼痒症状，则无须使用口服药。

　　（3）对于症状较重的患者，可以在医生的指导下使用非甾体抗炎药、糖皮质激素和免疫抑制剂这三类药物。由于这三类药有一定的毒副作用，不建议擅自使用和滥用。

　　（4）使用人工泪液。人工泪液有清除过敏原的作用，对过敏性结膜炎有一定的治疗作用，尤其是对于本身就患有干眼症的患者，使用人工泪液更是对干眼和过敏两者都有效果。

过敏性结膜炎是一种长期慢性反复发作的疾病，根治非常困难，但也不必由此产生过大的心理压力。患者要尽量避免致敏物质的接触，遵医嘱用药，并且根据定期随访进行用药调整。

（王　旌）

儿童和老年人是春季过敏性结膜炎高发的人群。春季过敏性结膜炎的症状以眼睛发痒、红肿为主，时间长了会出现怕光、流泪等症状，大多数可以自愈，不会影响视力。过敏体质的儿童、老年人外出时可常备人工泪液，定期使用人工泪液对眼睛进行冲洗，可起到一定预防效果。

莫让过眼云"烟"伤害您的双眼

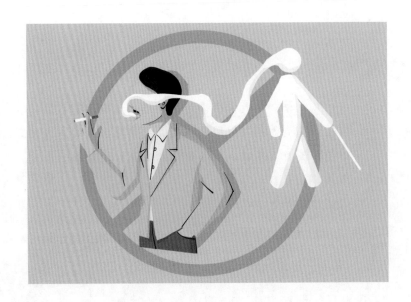

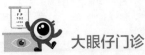

大眼仔门诊

我爷爷很喜欢抽烟，他长期吸烟对眼睛有什么影响？

专家解惑

吸烟有害健康已成为全球共识，吸烟会引起心脑血管疾病、高脂血症和呼吸系统疾病，还容易导致多种癌症。现代科学研究已经表明：长期吸烟者的平均寿命明显缩短。不仅如此，吸烟对于眼健康也有很大的威胁，长期吸烟更容易导致失明。

长期吸烟容易引起哪些眼部疾病?

首先,会加速老年性白内障的发生和发展。香烟中的焦油和尼古丁会持续通过诱发氧化应激反应损伤人的晶状体。每天吸烟的支数越多,吸烟的年数越长,白内障发生和发展的风险就越大。但是也有个好消息,戒烟10年以上就可以降低这个风险。因此,眼科医生奉劝所有烟民:尽快戒烟,保护双眼。

其次,已经有研究表明,吸烟是原发性开角型青光眼的发病危险因素。吸烟后,眼压会有 5 mmHg 左右的轻度升高,所以对于要控制眼压的青光眼患者来说,戒烟真的很有必要。

第三,吸烟是"黄斑变性"的罪魁祸首之一。美国和日本已有研究证明,老年人中的烟民更容易发生黄斑变性,尤其是 20 岁前就开始吸烟者或烟龄超过 40 年者。

第四,吸烟对于眼底的损伤是全面的。烟草会降低血流中有益的高密度载脂蛋白浓度,提升有害的低密度载脂蛋白浓度,导致眼底的脉络膜血管发生损伤,局部微循环缺血,促进大量的新生血管生成,这种新生血管的形成是有害的。烟草还会造成视网膜的氧化应激损伤。久而久之,眼底就发生了各种病变:视网膜中央静脉栓塞、糖尿病视网膜病变、干性或湿性老年性黄斑变性等。烟草中的化学物质还对眼部的神经细胞产生伤害,也可能造成视力或者视野的不可逆丧失。

吸烟,包括"吸"二手烟,还会造成眼表伤害。很多人会有这样的体验,在烟雾腾腾的房间里面待的时间一长,眼睛会"辣"出眼泪。烟雾中的化学物质会附着在人的结膜和眼睑表面,产生强烈的刺激症状,久而久之,容易造成睑板腺功能障碍和干眼症。

(黄建南)

吸烟对于眼健康有很大的威胁,尤其是"老烟枪",会加速老年性白内障、原发性开角型青光眼、黄斑变性、眼底病的发生和发展,严重者可导致失明。"吸"二手烟也容易造成睑板腺功能障碍和干眼症。为了您的眼健康,请戒烟!

3D 电影虽精彩，带娃观看需谨慎

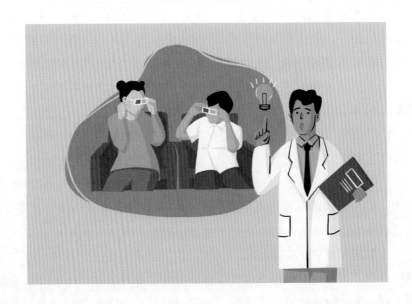

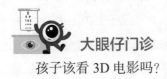 **大眼仔门诊**

孩子该看 3D 电影吗?

 专家解惑

随着科学技术的发展，3D 电影已经逐步普及，一些父母也经常带孩子去影院欣赏这些"超真实"的电影。但是，有眼科专家指出，学龄前儿童长时间看 3D 电影可能导致斜视，而意大利等国更是明文规定，禁止 6 岁以下儿童使用 3D 眼镜观看立体电影。

儿童可不可以看 3D 电影呢？

儿童长期看 3D 电影，会导致眼功能损伤。幼儿园中班以下的孩子不适合长时间看 3D 电影，否则可能会引起斜视。如果远视度数比较高，长时间看 3D 电影，眼睛肌肉过度调节，就容易产生内斜。

3D 电影除了大量实焦画面外，还有元素丰富的虚焦布景画面，这些元素会让眼球重新聚焦，且屡屡聚焦失败，就容易产生晕眩感。看 3D 电影时间过长，一些成人会出现眼睛酸胀、疼痛的感觉，睫状肌发生痉挛，导致视力暂时下降。在儿童身上同样会出现这种情况。时间长了，眼睛调焦功能无法恢复，就会变成真性近视。

由于 3D 眼镜价格较高，目前影院所提供的 3D 眼镜一般都不是一次性的，而是重复使用的。一旦未对 3D 眼镜消毒或消毒不彻底，健康人接触使用了患有急性结膜炎患者用过的眼镜后就有可能会感染上急性结膜炎，从而导致急性结膜炎的传播。

（邹海东）

在科学技术大发展的今天，我们在享受高端科技带来的快感时，更要将健康放在首位。儿童长期看 3D 电影，眼功能易损伤。在是否让孩子看 3D 电影这件事上，家长们要特别重视，要做好孩子的引导工作，不能享受一时之乐趣而伤害了双眼。

眼睛喜欢"吃"的食物有哪些

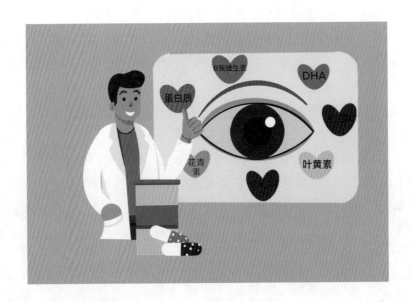

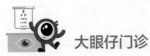

大眼仔门诊

都说眼睛是心灵的窗户，保护它就是守住了"光明"，那眼睛都喜欢"吃"哪些食物呢？

专家解惑

蛋白质是生命的物质基础，没有蛋白质就没有生命。因此，眼球组成部分都有蛋白质的参与，眼球由20多种氨基酸按不同比例组合而成，并不断地进行代谢与更新。高蛋白质的食物，一类是奶、畜肉、禽肉、蛋类、鱼、虾等动物蛋白；另一类是黄豆、大青豆和黑豆等豆类，芝麻、瓜子、核桃、杏仁、松子等干果类的植物蛋白。由于动物蛋白质所含氨基酸的种类和比例较符合人体需要，所以动物性蛋白质比植物性蛋白质营养价值高，多吃一些高蛋白质食物可以起到保护眼睛的作用。

眼睛特别爱哪些食物呢？

首先，叶黄素。叶黄素是一种类胡萝卜素，它存在于眼部各种组织中，如虹膜、晶状体、视网膜等，其中视网膜黄斑区浓度最高。它是很好的抗氧化剂，能中和蓝光，主要有抑制光线、增加视觉质量和辅助神经传导的作用。叶黄素一般存在于深绿色的蔬菜和水果中，如菠菜、芥蓝菜、油菜、绿花椰、甘蓝、南瓜等。

其次，虾青素。虾青素是一种类胡萝卜素的含氧衍生物，具有强抗氧化能力，所以能预防和缓解明显存在于氧化损伤机制的白内障和年龄相关性黄斑变性。它还能增加视网膜毛细血管的血液流动，提高视敏度，缓解视疲劳等，并能对因慢性高眼压造成的视网膜神经节细胞及视神经损伤具有保护作用。虾青素主要存在于虾、蟹、鲑鱼、藻类等海洋生物中。

第三，DHA。DHA 是维持神经细胞生长的主要成分，在视网膜光感受器发育中具有重要的作用，它是感光体外节段膜盘中的核心结构成分，参与光传导和视紫红质再生。DHA 主要存在于藻类、鳗鱼、沙丁鱼、鲑鱼等食物中。

第四，花青素。花青素可促进视网膜视杆细胞中的视紫质生长，从而维持视网膜的结构和功能，增加对光的感受度，可改善夜间视觉，并增强微血管弹性和改善眼部循环，并且花青素也是一种抗氧化剂。花青素主要存在于蔓越莓、苹果、葡萄、蓝莓、茄子、樱桃等食物中。

第五，维生素 A。维生素 A 是一种脂溶性维生素，包括 A1 及 A2。A1 即视黄醇；A2 即 3- 脱氢视黄醇，其生理活性为维生素 A1 的 40%。维生素 A 可促进视力和黏膜上皮正常分泌等多种生理功能。缺乏维生素 A 时表现为暗适应能力减退，从而形成夜盲症。由于表皮和黏膜上皮细胞干燥、脱屑、过度角化、泪腺分泌减少，从而发生干眼病，重者会角膜软化、穿孔而失明。含维生素 A 多的食物有禽、畜肝脏，蛋黄，奶粉等，胡萝卜素在小肠黏膜内也可变为维生素 A，红黄色及深绿色蔬菜、水果中含胡萝卜素也较多。

第六，维生素 C。维生素 C 是一种多羟基化合物。人眼中维生素 C 的含量比血液中要高出 30 倍。随着年龄的增长，维生素 C 含量明显下降，晶状体营养不良，久而久之会引起晶状体变性。此外，维生素 C 还能减弱光线的氧化作用对晶状体的损害，具有防止老年性白内障形成的作用。一般膳食来源维生素 C 广泛存在于新鲜蔬菜、水果中，比如西红柿、菜花、柿子椒、深色叶菜、苦瓜、柑橘、柚子、苹果、葡萄、猕猴桃、鲜枣等均富含维生素 C。

第七，B 族维生素。B 族维生素是一类水溶性小分子化合物，B 族维生素是参与包括视神经在内的神经细胞代谢的重要物质，并有保护眼睑、结膜、球结膜和角膜等作用。在 B 族维生素缺乏或不足时，易使眼睛干涩、球结膜充血、眼睑发炎、畏光、视力模糊、视力疲劳，甚至发生视神经炎症。含维生素 B 类丰富的食物主要有花生、豆类、小米、动物内脏、肉类、蛋类、鱼类、米糠等，番茄、橘子、香蕉、葡萄、梨、核桃、栗子、猕猴桃等。另外，也可多吃燕麦、玉米等粗粮。

第八，微量元素。

(1) 锌会影响维生素 A 的运转，缺乏锌可能会引起视网膜视紫质合成障碍，暗适应减弱。锌还能增加视觉神经的敏感度，锌摄入不足时，锥状细胞的视色素合成就会出现障碍，从而影响辨色功能。一般食物中牡蛎含锌量最高，其次肝、奶酪、花生等也是锌的主要来源。

(2) 镉不足时会影响胰岛素调节功能，会使血糖升高造成眼球晶状体房水渗透压上升，从而屈光度改变。一般食物中牛肉、粗面粉、蘑菇、葡萄等含镉量较高。

(3) 硒参与眼球肌肉和瞳孔的活动，是维持视力的一种重要元素。一般含硒较多的食物有鱼、家禽、大白菜、萝卜、蒜苗等。

(4) 钼是眼睛虹膜的重要营养成分。钼不足时，会影响胰岛素调节功能而使血糖升高，造成眼球晶状体房水渗透压上升、屈光度增加而导致近视。含钼丰富的食物主要有糙米、牛肉、葡萄和蔬菜等。

(5) 钙和磷缺乏易发生视神经疲劳、注意力分散，容易引起和加重各种眼科疾病。含钙和磷丰富的食物主要有乳品、豆类、新鲜蔬菜和鱼、虾、蟹等。

（邹月兰）

主编点睛

　　和我们一样，眼睛也有"偏爱"的食物，多吃会对保护眼睛起到良好的"加持作用"，尤其是多吃富含叶黄素、虾青素、DHA、花青素等的食物。但在食用过程中，大家也要注意饮食平衡，不要听到哪种食物对眼睛好就盲目"跟风"，而忽略了其他营养成分的摄入。

吃火锅会得麦粒肿吗

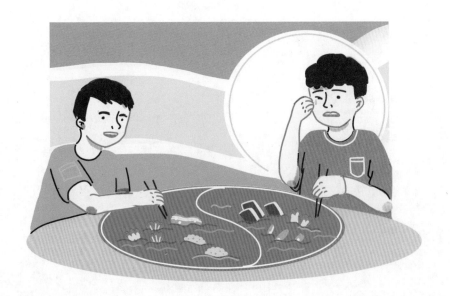

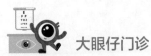

大眼仔门诊

最近眼睛"长痘"了，很疼，是因为这几天连续吃火锅吗？

专家解惑

近几年，火锅成为一种炙手可热的食物，不管是家庭聚会还是好友重逢，都喜欢用吃火锅来烘托热闹的气氛，殊不知火锅的锅气会诱发麦粒肿！现在不少的火锅店为了追求美观和刺激往汤底加入大量辛辣的底料，一方面围坐时温度过高，另一方面入口的食材会有过热、过烫的现象，很容易火热上攻累及眼部，诱发麦粒肿，大家一定要当心。

什么是麦粒肿?

麦粒肿是由葡萄球菌感染眼睑引起的一种化脓性的炎症,患病后眼睑会出现充血、肿胀、瘙痒、疼痛的症状,病情严重时还会出现黄色的脓疱,就是平时所说的针眼,在西医上称作睑腺炎,俗称麦粒肿。出现这种情况会对眼睛的健康造成伤害,甚至会影响视力。

麦粒肿分为两类,一类是出现在眼睑的皮脂腺和睫毛的毛囊处的感染,被叫作外麦粒肿。如果是出现在睑板腺处的感染,就是内麦粒肿。一般青少年出现这种疾病的概率要高一些,大多数患者积极治疗后,预后效果很好,不过如果病情反复发作,可能会影响到眼睑的外观。

麦粒肿的症状有哪些?

首先,眼睑充血、肿胀。当出现麦粒肿的时候,患者的眼睑常常会充血、肿胀,所以在患病初期会有瘙痒、疼痛等不适症状,有时候在发病两三天后还会出现一个硬结。

其次,出现黄色脓疱。当病情进一步加重时,眼睑充血、肿胀的部分会化脓,脓疱里面会有黄色的液体,这时候需要穿破排脓。

患上麦粒肿的原因有哪些呢?

首先,不注意饮食。经常吃火锅之类的辛辣刺激食物,或者体内火气比较大的时候,可能会出现麦粒肿的外在表现。

其次,不注意个人卫生。如果平时不注意个人卫生,经常用不干净的毛巾擦眼,或者用脏手揉眼睛,使得病菌入侵,出现了葡萄球菌感染,就会引发这种疾病。

第三,用眼过度。如果经常熬夜,或者长时间用眼,眼睛不能好好休息,就可能会出现这种疾病。

麦粒肿的治疗方法有哪些呢?

（1）热敷。麦粒肿刚刚出现的时候，对患处进行热敷可以让其消退。同时，不要对麦粒肿进行挤压，细菌进入眼眶会引起眼睛的炎症，严重的可能会对生命健康造成影响。

（2）药物治疗。麦粒肿还不太严重的时候，可以应用抗生素类的药物抗菌消炎缓解病情，比如用氧氟沙星滴眼液滴眼睛。

（3）手术治疗。当麦粒肿脓肿出现的时候，需要通过手术的方法来把脓肿切开，从而进行排脓。手术后首先要注意眼部清洁卫生，不能有脏水或脏物进入眼睛，术眼包盖24小时，同时按医嘱用药，防止感染；其次饮食宜清淡，禁食辛辣刺激的食物，注意多休息，不连续长时间看手机、电脑等。

（4）养成良好生活习惯。比如不要揉眼睛，保持眼睛的湿润，在用眼过度的时候要让眼睛得到休息和放松，还可以适当滴一下眼药水等。此外，在饮食方面，需要多吃清淡的食物，对眼部进行按摩，才能够有效地消除麦粒肿，预防这类疾病的发生。

（薛 雯 陆士恒）

所谓的眼睛"长痘"其实就是麦粒肿，也就是平时所说的针眼。当麦粒肿刚刚出现的时候，可以对患处进行热敷让其消退，如果还不消退，可以用氧氟沙星滴眼液滴眼睛。当用药也无效时，需立即前往医院就诊。在平时生活中一定要养成良好的生活习惯，少吃辛辣食物。

第三章

眼镜那些事儿

验光配镜那些事儿

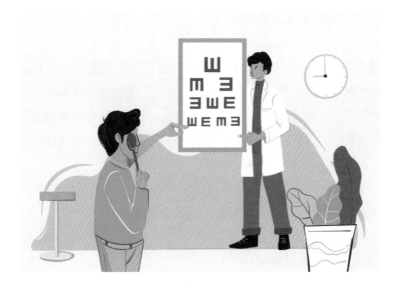

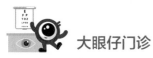

大眼仔门诊

幼儿园检查视力 0.6，我的孩子是弱视吗？

专家解惑

首先，弱视是指发生在视觉发育期间，眼部无器质性病变，由于存在斜视、未经矫正的屈光参差和高度屈光不正以及形觉剥夺等异常视觉经验而引起的单眼或双眼最佳矫正视力低于相应年龄的视力下限，或双眼视力相差 2 行以上的现象。

各年龄阶段的最佳矫正视力下限分别为：

3 岁及 3 岁以下儿童 0.5；

4~5 岁儿童 0.6；

6~7 岁儿童 0.7。

诊断弱视的视力标准是最佳矫正视力，而不是裸眼视力。幼儿园检查的视力很大可能是裸眼视力。其次，幼儿园的小朋友年龄尚小，初诊时对视力表认知欠佳，建议分别进行阿托品扩瞳验光和小瞳验光比较后再确诊。

 我的孩子可以不戴眼镜吗？

其实戴眼镜是一些儿童眼病治疗中的良药。大多数的弱视是由于屈光不正引起，治疗弱视的第一步就是验配合适的眼镜，使物像清晰聚焦，促进视觉发育，然后配合进行弱视方面的视觉训练。同样，并不是所有斜视都需要立马做手术，当发现调节性内斜视时，首选戴足配眼镜，不用调节或者少用调节时，内斜即有所改善或者治愈。

 如果验光结果与上次变化不大，还需要换镜吗？

以下几种情况建议换镜。

（1）树脂镜片易老化磨损，特别是超过 2 年的镜片。"过期的镜片"会造成严重的视物模糊，影响孩子的视觉发育，导致近视的度数加深。

（2）镜架严重变形，光学中心和瞳孔中心不一一对应，有可能产生棱镜效应，严重者可产生视觉疲劳，更有甚者产生隐斜视。

 验光处方度数 = 配框架眼镜的度数 = 软性的角膜接触镜度数吗？

答案是错的。验光处方度数即为配框架眼镜的度数，但是由于框架镜的后顶点距离角膜大约是 12 mm，比软性角膜接触镜大，所以框架眼镜度数和隐形眼镜度数是不一样的。

　　隐形眼镜的度数有一个换算公式，隐形眼镜屈光度＝框架眼镜屈光度÷（1－0.012×框架眼镜屈光度），近视的屈光度是负数，远视的屈光度是正数。

（黄馨慧）

　　　　验光配镜门道很多。孩子需不需要戴眼镜，眼镜需不需要换，均需前往正规眼科机构或有资质的配镜店咨询检查，遵守医嘱，具体问题具体分析。切记不要走进配镜"误区"，而给孩子带来不可挽回的影响。

保养框架眼镜，这些知识你知道吗

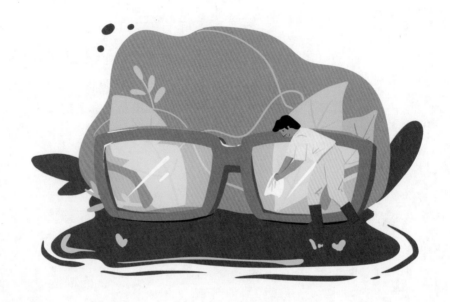

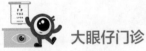

大眼仔门诊

我的框架眼镜才配了几个月，现在又坏了，怎么回事呀？

专家解惑

这种情况下，如果排除眼镜本身的质量问题，就请好好"自检"一下自己是否保养得当了。保护框架眼镜的方法有以下诀窍。

（1）单手摘戴会破坏镜架左右平衡性，导致变形，建议大家双手拿住镜腿，沿脸颊两侧平行方向摘戴。

（2）取戴时一般先折左镜腿，不易造成镜框变形。

（3）建议清水冲洗眼镜，并用纸巾吸干水分，再使用专用眼镜布擦拭，需托住擦拭镜一侧的镜框边丝，轻轻擦拭镜片，避免用力过度造成镜框或镜片的损伤。

（4）不戴眼镜时，请用眼镜布包好眼镜放入眼镜盒。若暂时性放置，请将眼镜的凸面朝上，否则易磨花镜片。同时，眼镜应避免与防虫剂、洁厕用品、化妆品、发胶、药品等腐蚀性物品接触，避免长期阳光直射和高温（60 ℃以上）放置，否则易引起镜片、镜架劣化、变质、变色等。

（5）定期到专业店进行整形调整，镜架变形会给鼻子和耳朵造成负担，镜片也易松脱。

（6）请勿在激烈运动中使用眼镜，避免强烈冲击导致镜片破碎，造成眼睛和面部损伤。如果眼镜镜片磨损，请勿使用，以防止光线散色引起视力下降。

如何清洁框架眼镜？

清洁眼镜的原则是保持眼镜明亮洁净，不沾染油垢，避免刮伤镜片。在清洁中可使用中性肥皂或专用清洁剂进行清洗，清水洗净后再用拭镜纸或柔细的面纸擦干。许多人有顺手拿起衣角、手帕等擦拭镜片的习惯，这是不正确的动作，因为粗糙的质料容易刮伤镜片。清洁镜架间的细缝，可使用柔软的旧牙刷轻轻刷洗，除去尘垢。

如何放置框架眼镜？

放置眼镜也要养成固定的习惯，先用绒布包裹镜片，再收拢左镜架，然后才收拢右镜架，为防止眼镜受到重压，可将眼镜放置于硬质的眼镜收藏盒中。

眼镜虽然是个小东西，清洁保养可是非常重要的。轻则损坏眼镜、有碍观瞻，重则影响佩戴，加速视力恶化，一定要注意清洁保养。

（陈　梦）

对于真性近视患者，眼镜成为其最亲密的伙伴，到哪里都必须带着。保护框架眼镜的"六大诀窍"一定要记牢。眼镜虽然是小东西，但清洁保养非常重要，清洁眼镜的原则是保持明亮洁净，不沾染油垢，避免刮伤镜片。保护好我们眼睛的同时也要保护好它的"闺蜜"哦。

隐形眼镜护理液别混用

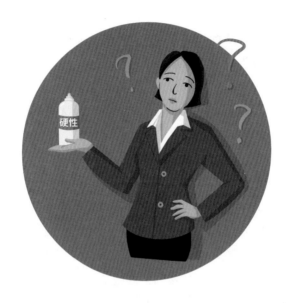

大眼仔门诊

因工作需要长期配戴隐形眼镜，隐形眼镜护理液也成了"贴身之物"。一次去北京出差，护理液忘记带，去商场买护理液，没注意买了硬性隐形眼镜护理液，回到酒店后才发现是不能用的。

专家解惑

随着现代生活的发展和进步，人们对于隐形眼镜的需求越来越大。尽管在配隐形眼镜的过程中医生会叮嘱不要混用隐形眼镜护理液，但仍然会存在误用情况。那么隐形眼镜护理液能否混合使用呢？

目前隐形眼镜主要分为两大类，即软性角膜接触镜和硬性角膜接触镜

（RGP，OK 镜）。隐形眼镜主要材料的成分为硅水凝胶软性材质和硅氟聚合物，两者的护理方法和所需护理液完全不同。

两者所需护理液有什么不同呢？

软性隐形眼镜护理液专用于护理软性隐形眼镜，能够清洁、消毒、冲洗和保存镜片，同时中和清洁剂或消毒剂，物理缓解隐形眼镜造成的不适。软性隐形眼镜护理液使用时可直接或非直接接触眼球。

软性隐形眼镜护理液一般可分为单一功能型与多功能型两类。单一功能型软性隐形眼镜护理液是仅具有上述一种功能的产品；多功能型软性隐形眼镜护理液指同时具有清洁、消毒、冲洗、保存四种功能的产品。不过，随着软性隐形眼镜的发展，抛弃型镜片（日抛、2 周抛、月抛等）已经得到广泛使用，所以大家可根据个人情况选择佩戴更便捷也更卫生的抛弃型镜片。

硬性隐形眼镜护理液的作用与软性隐形眼镜护理液基本相同，由于其成分与普通软性隐形眼镜护理液不同，所以两者不能混用。硬性隐形眼镜护理液中有一种特别成分，就是除蛋白液。由于硬性角膜接触镜材质容易吸附蛋白质沉淀，所以一般建议大家每个月都应使用除蛋白护理液清洁镜片。切记，使用除蛋白护理液后，要用生理盐水或者烧开冷却后开水进行反复冲洗，避免硬性隐形眼镜护理液残留。

（姚文波）

隐形眼镜护理液功能和效果存在差异，选择时要注意甄别。一旦使用不当，轻则损坏隐形眼镜，重则会对个人眼健康造成危害。

轻松读懂验光单，做自己的"验光师"

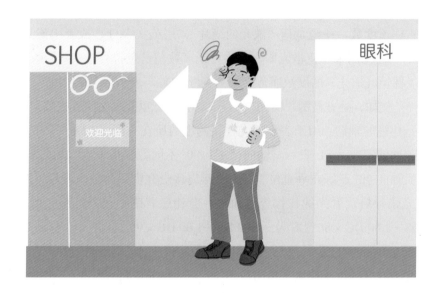

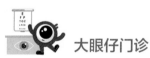

大眼仔门诊

验光单子上密密麻麻的数据让人着实犯难，那些符号都代表什么意思？

专家解惑

"配眼镜之前要先验光！"很多近视患者在配镜之前都要经历"验光"这一步骤。可是，在拿到验光单的那一刻，单子上密密麻麻的数据把很多人都给难住了。这个符号代表什么意思？这些数字到底又隐藏着哪些奥秘？

在验光单中，"-"表示近视，"+"表示远视。

左、右眼：一般检查单上都是先右后左。右侧的表示字母是 R 或者 OD；左侧的表示字母是 L 或者 OS。

处方上同样存在 4 个重要的数据。

(1) 球镜度数。球镜是指"近视或者远视的屈光情况",用英文字母 S 或者用英文缩写 SPH 表示。如果球镜度数前是负符号 (−) 显示,即为近视眼;如果球镜度数前是正符号 (+) 显示,即为远视眼。球镜 (近视、远视) 的度数通常用英文字母"D"表示,一个"D"等于 100 度的屈光度。例如:处方显示"OD S: −1.00 D",就是指右眼近视 100 度;处方显示"OS S: +1.00 D",就是指左眼远视 100 度。

(2) 柱镜度数。柱镜是指"散光的镜片",用英文字母 C 或者用英文缩写字 CYL 表示。柱镜用来矫正散光眼。如果柱镜度数前是负符号 (−) 显示,即为近视散光。柱镜 (散光) 的度数通常用英文字母"DC"表示,一个"DC"等于 100 度的散光。例如,处方显示"OD CYL: −1.00 DC",就是指右眼近视散光 100 度。

(3) 柱镜的轴向:用来表示散光柱镜的度数所在方向。"轴向"用英文字母 A 或者英文缩写字 AXL 表示。轴向用 1°~180° 不同数据来表示。轴向 180° 在水平位,而轴向 90° 正好在垂直位。很多人难以接受高度数的散光镜片,因为戴上高度散光镜片后,看到的物像容易扭曲,会让患者感觉很不舒服。例如,OD: −2.00 DS −1.00 DC × 80° OS 及 −2.00 DS −1.00 DC × 90° 的含义:右眼 200 度的近视,联合 100 度的近视散光,轴向在 80° 的接近水平方向;右眼 200 度的近视,联合 100 度的近视散光,轴向在 90° 的接近水平方向。

(4) 瞳孔距离:又称"瞳距",用英文简写"PD"表示,单位是毫米 (mm)。制作眼镜的人员在磨制眼镜时,用"瞳距"的数值来确定镜片的光学中心。如果光学中心定位不准确,眼镜戴上后会引起眼睛不适,所以"瞳距"是非常重要的数据。

(朱剑锋)

在验光单中"−"表示近视,"+"表示远视。验光单上存在 4 个重要的数据,包括球镜度数、柱镜度数、柱镜的轴向和瞳孔距离,读懂这些数据可以轻松做自己的"验光师"。

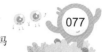

近视眼镜配得浅更好吗

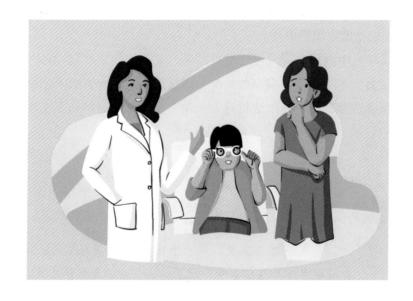

 大眼仔门诊

听说近视眼镜不要配足，配得浅一点，近视度数不容易加深，是这样吗？

 专家解惑

有不同国家和地区的科学家做过相关研究，他们把一大群年龄、性别、教育背景和生长环境差别不大的近视小朋友随机分组，一组近视度数配足（足矫），另一组眼镜度数少配50~75度（欠矫），戴镜1~2年后，比较他们的近视发展程度，以此来确认足矫和欠矫哪个更有助于保护视力。

结果表明：欠矫对近视没有防控效果，反而可能会因为视网膜成像模糊，加重近视的进展。因此，最新的近视防控指南建议近视儿童配镜时需要足矫。

怎样才算是足矫呢?

医学验光的原则是用最浅的近视度数矫正到最佳矫正视力，叫 MPMVA（maximum plus to maximum visual acuity）。了解了这个原则，家长们也就可以放心了，医学验光配镜追求近视足矫，指的是度数配得刚刚好，不提倡度数配不足，也不提倡把度数配得偏高。

但对长期近距离用眼导致假性近视的患者来说，如果根据 MPMVA 法则配镜，可能就会出现配镜度数偏高的情况，即过矫。这时候，医生会根据不同的情况建议患者散瞳验光，让眼睛暂时失去调节功能，从而得到真实客观的验光结果。

（傅平平）

青少年近视配镜，是一个非常深奥的个性化医疗过程。散瞳验光结果虽然客观，但不一定是最适合配镜处方的度数，配镜除了需要考虑清晰度，还需要考虑舒适度及双眼视功能等情况。因此，验光后试镜也非常重要，最终的配镜处方，需要在清晰度和舒适度之间找到平衡点，和验光结果相比，最终配镜处方可能存在部分调整。总之，不建议刻意将近视度数浅配，配浅了对近视防控也没有任何帮助，反而可能会因为视网膜成像模糊而加重近视的进展。

戴 OK 镜安全吗

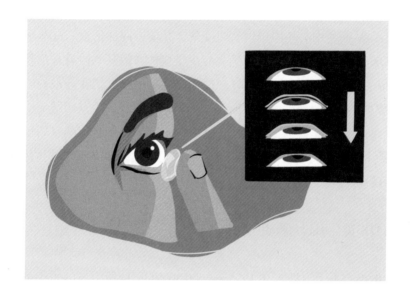

 大眼仔门诊

长期戴 OK 镜，角膜会变薄吗？会影响日后的激光手术吗？

 专家解惑

多年来，我国儿童青少年近视率居高不下，儿童近视发病更是呈低龄化、高度化和高速化趋势。目前，戴 OK 镜（角膜塑形镜）是控制近视的有效手段，许多近视儿童的家长对它格外关注。

OK 镜与一般成人所戴的软性隐形眼镜不同，它是一类硬性的隐形眼镜，采用特殊的逆几何形态设计，其内表面由多个弧段组成。戴 OK 镜入睡后，塑形镜会通过泪液的液压作用挤压角膜，使角膜的形状发生平坦化改变。所以，视力会在

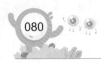

早上醒来后恢复到 1.0 甚至 1.5，在戴了一段时间后，近视发展也会得到有效控制。

被塑形的角膜会发生哪些变化呢？

角膜是透明的弹性组织，一共分为五层，即上皮层、前弹力层、基质层、后弹力层和内皮细胞层。在戴 OK 镜的状态下，最表面的上皮层细胞会被压扁并向周围移行，从而使中心角膜厚度暂时变薄，并使中周部角膜一过性增厚。

在戴 OK 镜的过程中，角膜的确会有少量变薄，但其本质只是角膜上皮细胞的重新分布（从中央迁徙到中周部），这种变化是可逆的。在停戴 OK 镜一段时间后，角膜上皮细胞会根据"记忆"由周边向中心聚拢，之前因戴 OK 镜变薄的厚度也就会回来了。正因为如此，大家无须担心戴 OK 镜会影响日后近视激光手术。但需要注意的是，为给角膜留出充分的恢复时间，激光手术应在停戴 OK 镜至少 3 个月后再进行。

戴 OK 镜会引起角膜炎吗？

这份担心不无道理。在 1998—2000 年，OK 镜所引发的角膜炎呈暴发式增长，这主要与缺乏安全意识和规范管理有关。当时，许多没有资质的眼镜店售卖 OK 镜，且没有筛选、试戴、复查和培训等流程。当出现问题后，患者未能及时就医而耽误了最佳的治疗时机。最终，角膜感染出现了严重并发症，引起了不可逆的视力损伤。

我国目前已明确规定，OK 镜属于医疗产品。在通过严格规范的管理后，OK 镜相关的角膜感染已明显减少，角膜感染的发生率约为 0.077%。相较于在夜间戴软性隐形眼镜，这个感染率要小得多。而且，即使出现了角膜炎，只要及时接受治疗，视力恢复还是比较可观的。

临床经验发现，很大一部分角膜感染往往是在戴 OK 镜 2 年左右才发生的，这通常与安全意识的松懈有关。建议大家在戴 OK 镜时，不管佩戴时间的长短，都要时刻保持安全意识，一定要自律，严格按照操作步骤来进行，定期复查，严格按照医生要求及时清洗镜片和镜盒。

（朱梦钧）

确实，戴 OK 镜（角膜塑形镜）是目前控制儿童青少年近视的有效手段。在戴 OK 镜一段时间后，近视发展可以得到控制。OK 镜属于医疗产品，在通过严格规范的管理后，OK 镜相关的角膜感染已明显减少，只要能做到规范验配、规律复诊、严格清洁，OK 镜是非常安全的近视控制选择。

如何延长眼镜寿命

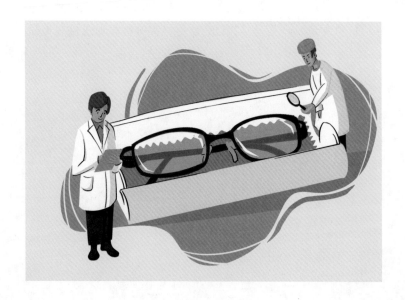

 大眼仔门诊

因为不小心损坏眼镜，我不得不频繁地换眼镜。有什么办法可以延长眼镜的使用寿命呢？

 专家解惑

对于近视患者而言，为可以继续享受清晰"视"界，戴框架眼镜已然成为许多人的首选，因为框架眼镜是安全无创且能够矫正视力的最便捷辅助方式。然而框架眼镜也没有我们想象的那么"皮实"，那我们该如何延长它的使用寿命呢？

第一，眼镜的摘戴就有学问。建议用双手拿住镜腿沿眼眶两侧平行向前摘戴。若用单手从旁边"扯掉"眼镜，容易导致螺丝松动、镜腿折断或改变镜架外形，进而导致佩戴的舒适度下降，甚至对有特殊度数的患者（比如散光、双眼度数差别大等）会造成明显的视疲劳和视力下降。

第二，眼镜的放置不容忽视。建议将眼镜的凸面朝上，镜腿向下，防止镜片划伤。如需折叠眼镜，多数应从左边开始，因为大多数的镜框都是按从左镜腿开始折叠设计的，否则容易造成镜框的变形。

第三，不戴眼镜时，最好将眼镜用眼镜布包好放入眼镜盒。保存时请避免与防虫剂、洁厕用品、化妆品、发胶、药品等腐蚀性物品接触。眼镜不要在高温下长期放置。高温容易导致镜片变形或使表面的膜层出现裂纹，所以不宜放在驾驶室前窗等阳光直射或高温的地方。

第四，镜片保洁清洗。使用干净专用的擦镜布，在擦镜时，最好用一只手把住镜架的鼻梁处，另一只手轻轻擦拭镜体，动作轻柔，以免用力过度，而对镜框或镜片造成损伤。另外，干擦容易磨花镜片，建议用清水冲洗，再用纸巾吸干水分，随后用专用眼镜布擦干。如果镜片很脏，建议用低浓度中性洗剂（如洗洁精）清洗，再用清水冲洗擦干。

第五，镜架也需要维护。为防止金属眼镜架被腐蚀，不要让眼镜接触酸、碱和腐蚀性气体。人体的汗液有一定的腐蚀作用，所以镜架不要沾着汗液。美容用品、防虫剂、药品或油漆等含化学成分的物品会使镜架褪色或变形，如果眼镜沾上这些物品，应该及时清洗。

最后，两个"不要"要切记。剧烈运动时不要佩戴框架眼镜；不要佩戴已"磨毛"，出现划痕、污点、裂纹等的眼镜，因为这类眼镜容易因光线散色导致看东西不清楚，从而导致视力下降、用眼疲劳等症状。

（李珊珊）

眼镜是近视患者的随身之物，要像对待"闺蜜"一样对待它们，这样才能延长它们的使用寿命，要牢记文中"六大锦囊"。注意眼镜的摘戴、放置、清洁及日常维护等。不戴眼镜时，最好将眼镜用眼镜布包好放入眼镜盒。同时切记，不要佩戴已磨损的眼镜，"用时爽一时，用后大伤眼"。

隐形眼镜，你真的会戴吗

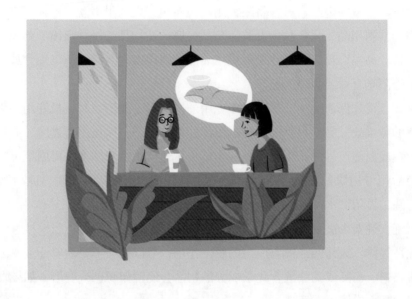

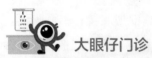

戴上隐形眼镜后眼睛变大了很多，而且行动很方便，那隐形眼镜你真的会戴吗?

隐形眼镜也叫角膜接触镜，是一种戴在眼球角膜上，用以矫正视力或保护眼睛的镜片。其中，有部分特殊的隐形眼镜发挥着不同功效，如角膜塑形镜（OK镜）可控制青少年儿童近视发展，角膜绷带镜在治疗特殊眼病等方面发挥了特殊的功效。根据隐形眼镜材料的软硬分为硬性、半硬性和软性三种。需要特别注意的是，正确佩戴隐形眼镜，要提高卫生意识，做好手、镜片、镜盒等的清洁工作。

如何护理隐形眼镜呢?

　　首先，在戴、脱隐形眼镜前后和点眼药水前都要洗手，这样才能减少接触传染。洗手时要采取"七步洗手法"，彻底洗干净手掌、手背、指缝、指尖、拇指和暴露在外的手腕与前臂。

　　其次，要注意的是，护理液、润眼液瓶和眼镜盒外表面都有可能附有细菌和病毒，所以在戴镜过程中，接触镜片的手指切勿触碰瓶子。一旦接触，一定要立即洗手，避免产生眼部感染的风险。

　　第三，不要忘记对镜片和镜盒进行护理。戴镜前，要用多功能护理液冲洗镜片；取下镜片后，再次用多功能护理液揉搓镜片，并将镜片浸泡在有杀菌功效的多功能护理液或双氧水护理液中。要特别注意的是，眼镜盒护理液每天必须更换。

　　此外，每周要对镜片进行强效消毒和除蛋白护理，镜盒和吸棒需要定期消毒清洗，同时要定期更换镜盒，防止细菌和病毒感染。

 戴隐形眼镜有什么注意事项吗?

　　需要注意以下几点。

　　(1) 睡觉时，不要佩戴普通软性隐形眼镜。

　　(2) 患有角膜炎、结膜炎、虹膜炎、青光眼、干眼症和睑腺炎的患者，不适合戴隐形眼镜。

　　(3) 女性在经期、妊娠期间，不建议戴隐形眼镜。

　　(4) 如戴隐形眼镜出现眼睛干涩症状，可使用人工泪液眼药水来缓解。

　　(5) 出现眼红、眼痛、异物感、分泌物增多等症状时，应立即停戴隐形眼镜，严重时需前往正规眼科医院就诊。

（丁　琦）

主编点睛

佩戴隐形眼镜虽然好处很多，但一定要注意做好手、镜片、镜盒等的清洁工作。没洗手千万不要戴镜，镜盒护理液每天要及时更换。睡觉时不要戴普通软性隐形眼镜。如有眼红、眼痛和异物感等症状，一定要停止佩戴隐形眼镜。

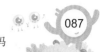

网上配镜真的"划算"吗

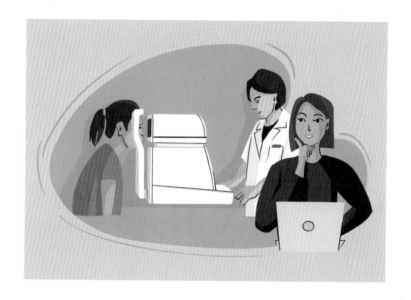

 大眼仔门诊

在医院验光，然后去网上配镜，这种方式真的可以吗？

 专家解惑

这样的做法相当于只拿到了配镜的"半张处方"。

如果你以为在医院验光就是检测眼睛的度数，拿着这个结果就可以去配眼镜，那就是一知半解了。

在医院验光所得到的验光处方仅仅是眼睛屈光状态的"测量结果"，它不一定就是最佳的配镜处方。验光配镜就好比是成衣定制，裁缝在做裤子前要量腿长，所得到的是标准答案，但为了做出符合个人需求的裤子，裁缝还会询问穿衣者的个人偏好，如裤腿长短、是否露出脚踝、是否盖住鞋面等。配眼镜也是如此，验光结果就如同"量顾客的腿长"，配镜处方则是验光师和配镜师根据戴镜场景、用途、年龄、职业等信息进行必要的调整后得出的结论。

大部分消费者在选择镜框时只考虑"颜值"。其实，除了颜值，在配镜时还有许多个性化的因素需要纳入考量，而这些"个性化因素"只有在实体店配镜时才能实现（专业的配镜师会根据顾客实际需求来做出推荐和个性化调整），网上配镜则无法实现。

这就好比人的耳朵位置各有差异，靠前或靠后皆有可能。因此，眼镜的镜脚长度也需不同，过长、过短都会影响眼镜的前倾角和镜眼距。虽然大部分购物网站上都会标明眼镜的尺寸，但若不在现场试戴，很难选到适合自己尺寸的镜架。

配镜处方与镜架的选择也息息相关。度数高的消费者，若选了大尺寸的镜框，所配的眼镜镜片不仅厚又重，还容易出现眨眼时睫毛刷到镜片的尴尬。

 如何选择镜架呢？

 不同用镜需求所选的镜架同样有所区别。经常运动者应搭配镜腿内侧有防滑措施、镜臂带有一定弧度、能够包裹得更服帖的镜架；经常伏案工作者，应选择带有防滑托叶且镜圈高度较高的镜架；开车者可选择视野更加开阔的旁视野镜片。

（姚文波）

主编点睛

在医院验光所得到的验光处方仅仅是眼睛屈光状态的"测量结果"，它不一定就是最佳的配镜处方。因此，要走出"去医院验光，到网上配镜"的误区，要到正规眼科医院或有资质的实体眼镜店完成验光和配镜。

一旦给孩子戴上眼镜，就永远摘不下来了吗

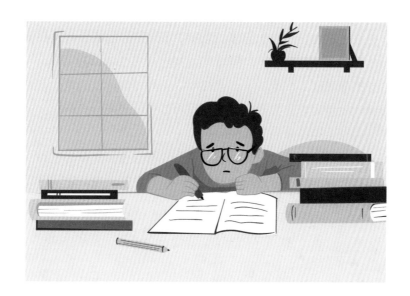

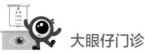

大眼仔门诊

孩子小小年纪就戴上近视眼镜，会不会一戴就摘不下来了？

专家解惑

生活中，有部分孩子近视了，医生建议给孩子戴镜，但却被家长拒绝了，他们认为戴眼镜会加深近视度数，一旦给孩子戴上眼镜就永远摘不下来了。这种错误的观点是不可取的。孩子近视了，不戴眼镜，后果可能更糟糕。

首先，当孩子确诊为真性近视时，如果裸眼视力低于0.5，往往需要"使劲眯起眼睛"看。不戴眼镜只会让眼睛始终处于疲劳状态，不仅不会降低度数，还会导致近视增长过快。而戴镜后孩子的视觉质量提高了，用眼疲劳也会得到改

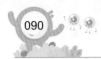
善，在一定程度上可以延缓近视的进展。

其次，近视度数加深与戴眼镜没有关系。孩子处于生长发育期，生理发育会让眼轴不断增长，再加上近距离用眼时间过长，以及不正确的用眼习惯，即使不给孩子戴眼镜，近视度数也会不断增加。比如，有些家长很早就知道孩子近视却拒绝配镜，几年后再来检查，发现孩子已经是高度近视了。临床上这种案例不少见。

第三，家长还担心孩子戴上眼镜后就摘不下来了。的确，有些孩子即使裸眼视力只有 0.2，他也说能看得清，但验光发现已经有 200 多度近视了。配镜后，孩子就不愿意摘下眼镜了。事实上，眼镜可以使外界物体准确聚焦在眼睛的视网膜上，戴镜视觉质量明显会提升。试想，与戴镜后的清晰世界相比，谁又愿意摘掉眼镜重新回到原来模模糊糊的状况呢？

所以说，孩子一旦确诊为真性近视，完全没有必要拒绝佩戴眼镜。有时，戴眼镜不仅能够提升视力，还可以帮助眼睛保持相对完善的视功能状态。

（许　琰）

孩子近视，不要拒绝戴眼镜。如果拒绝，后果可能会更糟糕，导致近视度数增长过快。孩子近视了，家长也要乐观面对，遵从医嘱，给孩子配一副合适的眼镜，不仅能让孩子重拾清晰的世界，还能帮助孩子保持相对完善的视功能状态。

隐形眼镜如何验配

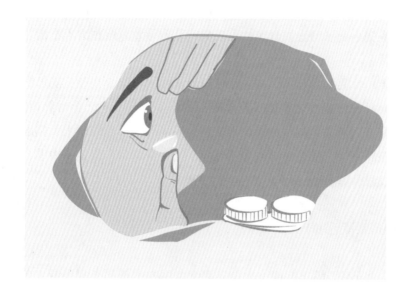

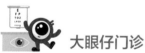

大眼仔门诊

网购隐形眼镜是不是只要度数相符就可以了？

专家解惑

　　隐形眼镜有方便、美观、视觉效果好等优势，受到很多近视患者的青睐。不过，不是买副与自己近视度数相符的隐形眼镜就万事大吉了。隐形眼镜即为角膜接触镜，可直接影响眼表及泪膜，甚至会造成更严重的损害。因此，购买隐形眼镜前不仅需要规范验配度数，还要严格掌握其适应证与非适应证。

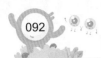

如何验配隐形眼镜呢?

第一步:规范验光。验配隐形眼镜时,在单眼度数的选择上应以"在最低度数下所得到的最好视力"为最终验光度数,这样可以实现最佳的双眼视觉平衡、舒适视觉和立体感。否则,度数配低会造成视力模糊,度数配高则会出现眼睛视物影像变小变黑、丧失真实性等现象,从而导致双眼视力不平衡、视疲劳和头痛等症状。

第二步:验配弧度。每个人的眼睛角膜弯曲度不同,在验配隐形眼镜时需选择合适的镜片弧度来配合角膜。隐形眼镜的弧度配得不对,会对舒适感、视力、角膜健康等方面造成影响。如果配得太松,隐形眼镜会在眼睛上大幅度滑动,不仅会造成眼睛不适,还会造成视力不稳定;配太紧,隐形眼镜不滑动,戴久了易造成眼睛发红,并有酸胀感。

隐形眼镜适用于哪些对象?

(1) 适用于矫正近视、远视、散光等屈光不正和老视患者,尤其适用于中高度屈光不正、屈光参差、无晶状体眼不宜植入人工晶状体患者。

(2) 适用于特殊职业需要,如有屈光不正的运动员,司机,警察,摄影师,显微镜操作者,戏剧、电影和其他舞台表演者,电视节目主持人等。

(3) 适用于角膜白斑、眼球萎缩或假眼美容的患者,可加深或改变眼睛颜色,起到"化妆"作用。

(4) 适用于角膜上皮擦伤、热烧伤或化学伤、持续性角膜上皮缺损者,治疗性软性角膜接触镜有保护创面、促进角膜上皮损伤修复等作用;对于角膜内皮失代偿引起的大泡性角膜病变,治疗性软性角膜接触镜可缓解疼痛、流泪等刺激症状;对于角膜缝线刺激者,治疗性软性角膜接触镜可缓解缝线刺激。

哪些人不适合佩戴隐形眼镜呢?

(1) 有眼部疾病患者,如睑缘炎、结膜急性炎症、角膜炎、泪道阻塞、泪囊炎、泪液分泌减少的患者等。

（2）有全身疾病患者，如糖尿病、胶原系统疾病、免疫功能有缺陷者，鼻窦炎、神经质患者等。

（3）在多烟尘、较干燥、挥发性酸或碱环境，以及在高海拔环境下工作者。

（4）不注重卫生、不能遵从医嘱、不能规范护理镜片者。

（李珊珊）

隐形眼镜验配有技巧，千万别"随意"伤了自己的眼。购买隐形眼镜前不仅需要规范验配度数，还要严格掌握其适应证与非适应证，同时还要与专业医生仔细说明自身工作及健康情况、有无眼部疾病及全身疾病等，遵从医嘱后方可购买佩戴。

别让孩子的眼镜超期"服役"

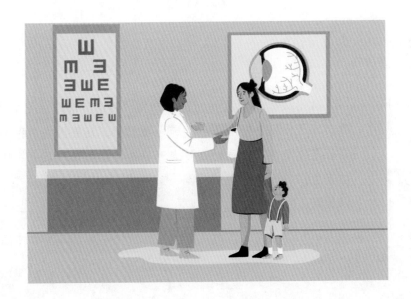

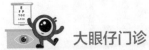

大眼仔门诊

家里孩子已经近视戴镜，但是不知道眼镜的"寿命"是多少，多久需要换一次呢？

专家解惑

若家里孩子已经近视佩戴眼镜，那眼镜对于孩子来说尤其重要，随着时间的推移，在保证孩子还能获得清晰"视"界的同时也要考虑这副眼镜是否还合适，如果不合适要果断"分手"，以免"两败俱伤"。以下 4 个知识点家长一定要知道。

首先，要定期验光，及时换镜。学生正处于快速生长发育阶段，在繁重的学习中，用眼环境和用眼程度常常会发生变化，眼睛的屈光状态会随之发生改变。

对于已经近视的孩子来说，至少每 3~6 个月要重新验一次光。在孩子出现眼镜度数不够、视物不清、容易视力疲劳，甚至有头痛、眼痛等情况时，要及时重新验光。若验光处方与以前的度数有明显变化时，建议及时换新眼镜。

其次，镜片老化，要及时换新。相比于玻璃镜片，树脂镜片具有安全、轻便、不易碎等优点，已基本替代了玻璃镜片。不过，树脂镜片更易出现镜片发黄、镀膜脱落、磨损、划痕等现象。镜片发黄后，其各项光学参数会发生变化，从而影响视觉的舒适度和眼健康；镜片镀膜层脱落、磨损、划痕后，会影响镜片对光线的折射和穿透，降低镜片的清晰度和透光度，从而影响视觉效果。光学镜片最佳使用期限为 12~18 个月，千万不要让老化镜片超期"服役"。

第三，配件损坏，要及时更换。镜架老化、汗液锈蚀，以及镜架配件损坏，会造成佩戴不适。对此，孩子会频繁调整或戴取眼镜，导致注意力分散，进而影响学习。因此，家长要及时帮助孩子更换老化的眼镜配件。

第四，对应偏离，要及时校配镜架。一副合适的眼镜，其光学中心和瞳孔中心要一一对应。若对应发生偏离，就会产生三棱镜效应，产生影像偏移、变形等现象，屈光度数高者更为显著，易导致视觉疲劳，时间长了就会引起视力下降，甚至发生斜视。

孩子在生长发育时，脸型增宽、瞳间距增大，会出现瞳孔中心与镜片光学中心不匹配的情况，此时建议更换镜架。

（黄馨慧）

配镜时，家长务必带孩子前往正规的眼科医院，请专业验光师验光并开具合理的配镜处方后再配镜，千万不要贪图方便，盲目配镜。戴镜后，如发现文中所述几种情况，一定要及时换镜，莫影响孩子的光明未来。

OK 镜，不是你想戴就能戴

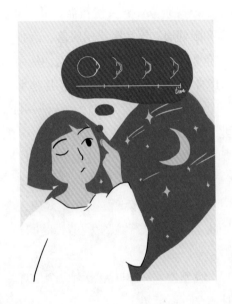

大眼仔门诊

OK 镜能控制近视度数增长，每个人都能戴吗？

专家解惑

OK 镜即角膜塑形镜，是一种采用高透氧材料、全吻合多弧度设计，中间平坦、周边陡峭的镜片。将 OK 镜戴在角膜上，通过镜片、眼睑和泪液共同对角膜的作用，可以慢慢改变角膜形状，重塑角膜，使角膜恢复到原生理状态，从而降低近视或散光的度数。一般来说，晚上睡觉时戴 8 小时 OK 镜，第二天醒来后摘下即可获得最佳视力。

在目前的儿童青少年近视矫正方面，戴 OK 镜是一种有效控制近视发展的方法。不过，这种效果是可逆的，一旦停戴 OK 镜，角膜就有可能回到之前的状态。

戴 OK 镜有哪些需要注意的事项？

首先，戴的方法要准确。如果戴的方法不对，或者不注意卫生可能会引起眼红、流泪、重影等症状，甚至会造成角膜变形等严重并发症，其中一些损伤是不可逆的。另外，长期戴 OK 镜者，还会因局部抵抗力低、护理不当等造成角膜感染、角膜溃疡等严重并发症。因此，戴 OK 镜者一定要特别注意个人卫生，做好严格的护理。

做好 OK 镜护理，需要注意哪些事项呢？

（1）戴镜前，要按照"七步洗手法"清洗并擦干双手。

（2）戴镜后，要避免镜片里出现气泡。

（3）要监督或帮助孩子按规范做好清洁和消毒工作。

（4）家长要有良好的依从性，要定期带孩子随访。

（5）戴 OK 镜期间若孩子出现眼部不适，应立即取下镜片并及时就诊。

（6）OK 镜需根据已用镜片的矫正效果，不定期重新验配更换新镜片，切记不可以终身使用。一般一副镜片在使用 1~2 年后就要更换。

哪些人适合戴 OK 镜呢？

（1）年龄为 8 周岁及以上者。

（2）进行性近视发展者。

（3）近视度数在 500 度以内者。

（4）一般情况下，角膜性散光度数低于 300 度者。

（5）角膜曲率在 41.00~46.00 度者。

（6）单眼最佳矫正视力在 1.0 以上，且眼压正常者。

哪些人不适合戴 OK 镜?

（1）内皮细胞计数减少者。

（2）曲率过平者。

（3）散光较大者（>300 度）。

（4）患有急性结膜炎、重度沙眼、角膜疾病者。

（朱剑锋）

主编点睛

　　OK 镜，不是你想戴就能戴的，在其他专题中我们也已提到关于 OK 镜的知识点。本专题让大家进一步加深对 OK 镜的认识，以及了解戴 OK 镜的注意事项，从而帮助孩子严格按照操作流程和护理步骤去使用 OK 镜，让 OK 镜发挥其最大作用保护好孩子的眼睛，让他们拥有一个光明的未来。

美瞳眼镜，该拿你如何是好

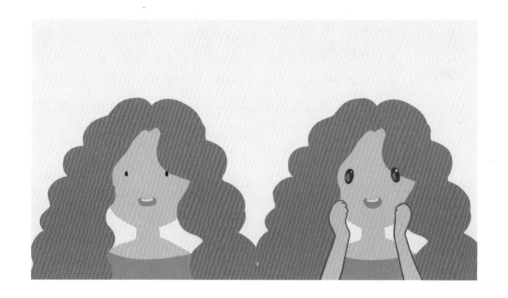

大眼仔门诊

最近一戴美瞳，眼睛就很不舒服，这是怎么了？

专家解惑

美瞳其实也是隐形眼镜的一种。长期佩戴美瞳，可能会使新生血管长入角膜内，导致双眼的角膜缺氧，严重时可导致视力下降。

美瞳眼镜的透氧性与一般的隐形眼镜无明显差异，只是美瞳眼镜着色区域的镜片含水量较低，戴后较易造成眼睛干涩，也易感染细菌。另外，美瞳眼镜镜片掉色问题还可能会造成眼睛过敏。所以，要特别提醒大家，戴美瞳眼镜比普通隐形眼镜要更加谨慎，切勿贪便宜或贪便捷而在网上随意购买来路不明的美瞳眼镜来戴。

（朱梦钧）

　　佩戴美瞳眼镜，能更加提亮我们的双眸，让双眸看起来炯炯有神，但在使用时一定要比佩戴一般隐形眼镜更为注意，关于隐形眼镜的知识点在前几个专题中已提过，在此不再赘述。总之一句话：美瞳比一般隐形眼镜要更危险，非必需不要戴，一定要戴时切莫掉以轻心。

配镜"潜规则"

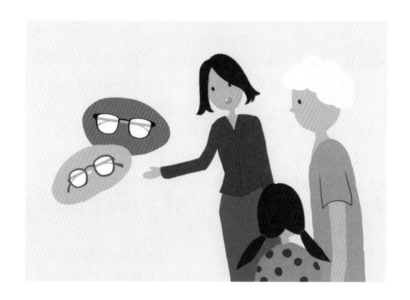

 大眼仔门诊

配镜时，不管是小孩还是老年人，需要注意些什么？

 专家解惑

眼镜作为近视、远视和散光的光学矫正手段，具有方便、安全、经济等优点。无论是儿童还是老年人，在配眼镜时都要注意这些"潜规则"。

(1)"潜规则"一：儿童配近视眼镜戴镜后，不能控制住近视度数增长。度数配低一些，也不能减缓近视的发展。

首先，儿童近视的发生和发展，其主要原因是缺乏户外活动、长时间近距离用眼且得不到休息，与戴眼镜与否没有直接关系。

其次，近视是进入眼内的平行光线在视网膜前聚焦成像，造成看远处的东西不清楚的现象。戴上一副合适的凹透镜，可以使视网膜前的成像向后移动，落在视网膜上，人们看东西就清晰了。

再者，近视的发展规律是从无到有、从浅到深。若不戴眼镜就不会近视，那近视又是怎么产生的呢？

国内外多个临床观察发现，大部分近视眼镜度数没配足的儿童，其近视发展的速度更快。

(2)"潜规则"二：儿童配镜在镜架、材料、价格等方面要合理。

首先，儿童的鼻梁大多较低，在选择镜架时可选择鼻托高的或鼻托可调的活托架。

其次，儿童眼镜尽量选用塑料架，金属镜架易造成皮肤过敏。

第三，儿童生性好动，镜片磨损的可能性很大，且儿童近视度数可能每年都会发生变化，可以配一副价格合理的镜片，然后每年更换。

(3)"潜规则"三：对于老年人配镜，当老花与近视并存时，要根据近视和老花度数，进行适当处理。

老花眼是人体生理上的一种正常现象，是身体开始衰老的信号，大多数人会在40~45岁时出现老花眼。即使日常非常注意保护眼睛，老花度数依然会随着年龄的增长而增加。因此，在配镜时要根据年龄和老花度数，定期检查，配度数适宜的老花镜。

首先，当老花与近视并存时，应根据近视和老花度数，进行适当处理。

其次，若近视度数在300度以下，可拿下近视眼镜直接看近。

第三，若近视度数超过300度，而老花度数不深时，可考虑减少近视眼镜度数，使看近、看远都合适。

第四，有一定程度的近视和老花眼，应使用近视眼镜看远，使用老花眼镜看近。特别值得一提的是，使用双光镜或渐进多焦镜可以将近视和老花度数置于同一镜片上，免去频繁换眼镜的麻烦。

有些人因不服老而硬撑着不肯戴老花镜，这样会加重眼睛的负担。老花眼者若不戴眼镜，即使勉强看清近物，也会因强行调节和睫状肌过度收缩而出现种种眼睛疲劳的现象，如头痛、眉紧、眼痛和视物模糊等。

（朱剑锋）

了解了这些配镜"潜规则",不管是老年人还是小孩,在配镜时都能"游刃有余"。儿童是祖国的未来和希望,在这里还是要再强调一点:儿童戴近视眼镜后,近视度数的增长跟戴镜本身没有直接关系。还有,度数配低一些,也不能减缓近视的发展,反而可能会加速近视的发展。所以,验配眼镜一定要到专业的眼科医院或有资质的眼镜店,切勿轻信走进配镜误区,加重孩子近视。

儿童验光配镜前，一定需要散瞳吗

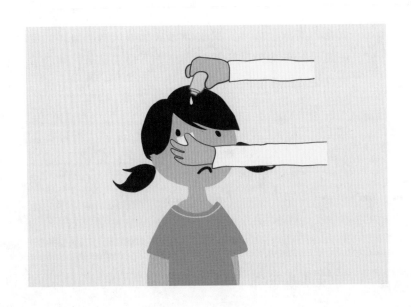

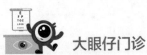

大眼仔门诊

每次去验光配镜，医生都让散瞳后再验，这是为什么呀？

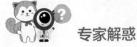

专家解惑

眼睛犹如一台精密的照相机，外面的光线可以通过角膜、房水、晶状体、玻璃体等一系列被我们称之为"屈光介质"的透明间质投射到眼底视网膜，进而产生神经冲动，经视路传向大脑视皮质，最终产生视觉。在这些透明介质中，晶状体是一个双凸面体，在它周围的眼球内壁有一圈眼内肌肉，称为睫状肌，连接睫状肌和晶状体之间的桥梁称为悬韧带。

看远、看近时，睫状肌、悬韧带、晶状体三者之间就会发生收缩、舒张、紧张、松弛、变凸、变平等一系列的生理变化，这就是眼睛的调节，而眼睛的度数恰恰会因调节的存在发生动态变化。值得一提的是，调节力在儿童身上往往很强，度数会呈现一个不稳定的变化，但随着年龄增长，调节力会有一个下降趋势。

学龄期儿童长时间视近或用眼不卫生往往引起睫状肌过度收缩，可以导致调节痉挛，这就是"假性近视"，也称为"调节性近视"。

在临床中，经常会遇到孩子主诉"看不清东西、散瞳前视力很差"，给予药物睫状肌麻痹，即散瞳后，裸眼视力提高到该年龄的正常值，这就是典型的睫状肌痉挛导致的假性近视。所以，对于婴幼儿、学龄前及学龄儿童以及青少年在验光配镜前，进行散瞳验光还是非常有必要的。

 为什么视力正常的孩子也需要进行散瞳检查？

一方面，通过散瞳，我们可以了解孩子的远视储备量，为近视预防做好提前准备。学龄前儿童的眼球前后径较短，尚处在发育阶段，其表现为生理性远视状态，该远视状态被称为"远视储备"，此远视会随着儿童的眼球发育不断降低，一般在 12 岁左右趋于 0。

不同年龄段对应的生理性远视度数如下：

3~4 岁	5~6 岁	7~8 岁	8~12 岁
200~250 度	150~200 度	100~150 度	0~100 度

另一方面，通过散瞳，我们可以排除中度远视及散光的儿童。我们都知道，儿童调节力很强，即便处在中度远视或者散光下其也可以通过强大的调节力使裸眼视力测得正常，所以小瞳孔下很难暴露出真实度数。而眼睛长期处在高强度调节下，部分患儿会出现视疲劳或者眼部功能异常等情况，尤其在成年后症状会更加明显。因此，即便其裸眼视力正常，也需要进行扩瞳，尤其是有视疲劳主诉或者初筛有眼部功能异常的患儿，是需要医疗干预的。

散瞳引起的短暂视近模糊、畏光、口干、偶见发热属于药物作用，一般在停药一段时间后症状即会消失，其仅是眼部短期用药，吸收进入体内的量微乎其微，所以家长不用过于担心。

最后提醒大家，要定期带孩子到正规眼科医院查视力，做到早发现、早干预、早治疗很重要。

（陈　双）

儿童验光配镜前进行散瞳检查是非常有必要的，这是有科学依据的医学检查。就诊时大家不要觉得麻烦，多一点耐心或许就能挽回孩子的清晰"视"界。

验光结果≠配镜处方

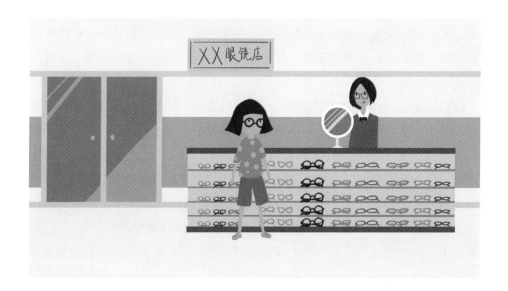

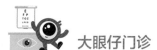 **大眼仔门诊**

由于视力模糊来到一家眼镜店验光配镜，验完光之后直接挑选了一副心仪的眼镜。但在戴了一段时间后，发现眼睛越来越不舒服，这是怎么回事呢？

 专家解惑

通常认为，验光配镜就是为了将近视、远视、散光、老花眼进行适度的矫正，简言之，就是为了让屈光不正患者看清楚。从医学角度来讲，配镜矫正的目的不仅是要看清楚，而且还要舒适，特别是当患者合并有弱视、斜视、复视、视力疲劳时，配镜更是一种有效辅助治疗眼病的方法。

（1）验光要准确。治疗眼病必须要有明确的诊断和有效的治疗方法，对于需要视力矫正者，验光就是诊断，配镜就是治疗。如果验光不准确，势必影响治疗，而配镜不准确，好比治疗方案没有得到正确执行，这样眼病不但没有得到有效控制，反而症状会加重，视力变得更糟。还有部分患者会出现头痛、头晕、呕吐等不适，严重影响其健康和生活质量。对于一些弱视的小朋友，还可能因此错过最佳治疗时机而影响视力恢复，甚至影响到今后的升学和就业。

对于验光的过程，客观和主观验光检查结果往往不完全一致。验光师会通过客观验光法和主观验光法综合判断患者的视觉情况，其中包括扩瞳前后排除调节因素对视觉的影响、分辨主视眼、辨别显性和隐性斜视类型及程度等，最终得出较为科学和准确的验光结果。

（2）验光结果不等于配镜处方。在拿到验光结果后，不可以直接"照单抓药"（配镜）。这个结果并不能简单等同于配镜处方。举个例子：一名 3 岁小朋友阿托品扩瞳后为 +2.50 DS，如果没有斜视和弱视，这个远视度数是正常的生理性远视，根本不需要戴镜。切记："远视眼"幼儿莫要盲目配镜。又比如，一名儿童验光结果为 −6.00 DS，如果是外斜则需足配，内斜则需低配。内、外斜视是较为常见的眼肌疾病，如果斜视度数仅为轻度，可以首选配镜加视觉训练解决，如果是不正确配镜，不但没有矫正和治疗的作用，反而还会引起斜视的加重和视力的减退等。

配镜处方其实是验光师开具的配"药"处方，这个处方是验光配镜过程的核心，而不是验光结果的简单描述。需要依靠验光师长期的经验积累和专业的视光知识，才能最终得出科学的处方，让患者戴镜后视物清晰、舒适、持久。有经验的验光师还会针对不同患者的具体情况做出配镜指导，以利于辅助治疗。所以，配镜的依据是配镜处方，而不是验光结果。验光结果不等同于配镜处方。

 配镜都有哪些专业术语呢？

 主要有以下几个。

OD：−3.00 DS/−1.00 DC × 60° → 1.0，表示右眼 300 度的近视镜联合 100 度的散光镜，散光的轴度是 60°，视力 1.0。

OS：−2.00 DS/−1.00 DC × 60° → 1.0，表示左眼 200 度的近视镜联合 100 度

的散光镜，散光的轴度是 60°，视力 1.0。

PD：60 mm，表示瞳距 60 mm。

（黄馨慧）

验光结果不等同于配镜处方，千万不要只凭着验光结果去配镜，需要依靠验光师长期的经验积累和专业的视光知识获取科学的配镜处方，让患者戴镜后视物清晰、舒适、持久。

第四章
眼睛检查那些事儿

眼睛也有 A 超吗

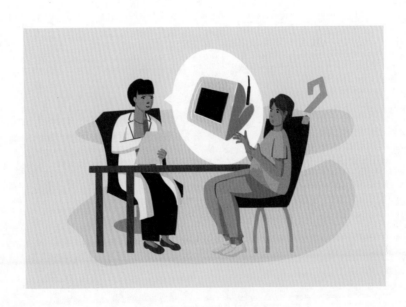

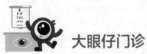

大眼仔门诊

医生让我先到特检科做个 A 超，眼睛也能做 A 超？

专家解惑

当然了。A 超是 A 型超声波的简称，是根据声波的时间与振幅的关系，来探测声波的回波情况的检查方法。A 超定位准确性较高、对组织鉴别力较高，所

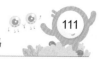

以也会用于眼睛检查。

眼睛检查的 A 超有什么用处?

可以用来测量角膜厚度、前房深度、晶状体厚度、玻璃体腔长度和轴长度,精确度达 0.01 mm,可用于眼活体结构测量。但是 A 超也有个缺点,不能对球后视神经和眼肌进行测量。

测这些数据有什么用?

首先,可以辅助角膜曲率、角膜地形图、综合验光仪、眼底检查等项目,分析近视、散光等屈光不正的类型和程度;此外,在复诊检查时,还可以预测近视发展的趋势。其次,是角膜病、白内障、青光眼等眼科疾病的诊断依据,可以对各种治疗效果进行评估。第三,在近视激光手术中,是屈光性角膜手术适应证的筛选依据之一,如准分子屈光手术。第四,是各类接触镜验配前后的常规检查,此外还是 RGP(硬性角膜接触镜)和 OK 镜(角膜塑形镜)防控近视治疗的效果评估依据之一。

(董益萍)

眼睛检查当然也有 A 超。A 超可用于眼活体结构测量,检测角膜厚度、前房深度、晶状体厚度、玻璃体腔长度和轴长度等,精确度达 0.01 mm。A 超在临床上主要用于辅助疾病判断和治疗效果的评估,其作用不可小觑。大家在做 A 超检查的时候要遵从操作人员指导,以达到检查最佳效果。

OCTA 如何"看穿"你眼底的"小秘密"

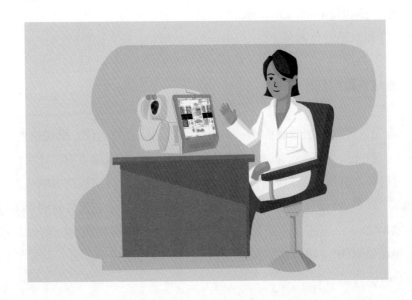

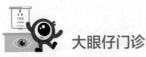

大眼仔门诊

我只是高度近视，还要做 OCTA（眼底相干光层折血管成像术）检查眼底？

专家解惑

OCTA 是一项无创、快捷的血流检测技术，它可以显示视网膜及脉络膜血流形态和变化，并具有无创、可三维成像和分辨率高的优势。目前，OCTA 已广泛应用于中心性浆液性脉络膜病变、脉络膜新生血管、息肉样脉络膜血管病变和糖尿病视网膜病变等多种视网膜、脉络膜病变检查中，具有广阔的临床应用前景。

眼科医生需了解 OCTA 的技术特点，并掌握 OCTA 的成像特点，才能将 OCTA 更好地应用于临床诊疗工作中。

相对于 FFA、IGCA，OCTA 成像更为准确和清晰，并能分层观察和判断视网膜、脉络膜的血流改变情况，清楚地显示病灶的层次和位置。

OCTA 无须造影剂，避免了造影剂注射带来的各种不良反应。传统 FFA 检测需要观察动态变化，耗时 10~30 分钟，而 OCTA 成像只需 5~6 秒。但 OCTA 无法显示传统方法中荧光素渗漏、着染和染料积存等影像特征，检测范围较 FFA、IGCA 小。

OCTA 受检者只要眼能够固视、屈光间质清晰，整个检查过程无任何创伤，无刺激光源，无辐射，只需 5~6 秒就能扫描完成，可以多次反复检查，特别是对于那些眼底新生血管抗 VGF 治疗的患者，可多次检查追踪病灶，是一种非常方便的观察眼底血管病变的检查技术。

（董益萍）

OCTA 是一项无创、快捷的血流检测技术，通过高分辨率的三维成像技术，来显示视网膜及脉络膜的血流形态和变化。目前，OCTA 已广泛应用于中心性浆液性脉络膜病变、脉络膜新生血管、息肉样脉络膜血管病变和糖尿病视网膜病变等多种视网膜、脉络膜病等疾病的临床诊断与治疗中。

孩子近视，为什么要测眼轴

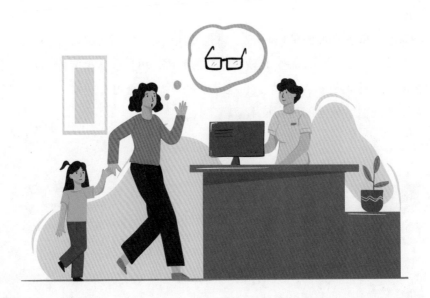

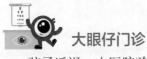

大眼仔门诊

孩子近视，去医院验光、配镜，不就行了吗？为什么还要测眼轴？

专家解惑

人的眼球近似于球形，眼轴长度就是眼球的前后径长度。简单来说，就是眼球从前到后的长度。

测量眼轴长度的目的与测量身高一样。身高是监测人体发育的重要指标，医生会根据身高数值来判断孩子的发育是否正常。同样，眼轴的长度也可以帮助医生来判断孩子眼球发育是否正常。

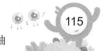

 眼轴长度和近视有什么关系？

　　一般来说，人在婴儿时期的眼轴长度约为 20 mm，成年后长度约为 24 mm。眼轴长度的增加好比在高速公路上开车，只能前进或靠边停车，不能调头，更无法倒车。也就是说，一旦发生近视，近视度数只会持续增加或停止增加，但不会减少。因此，近视是无法根治的。

　　眼轴越长，近视度数就越高，眼球这个"气球"就会被越吹越大，由此会对视网膜造成明显的牵拉，让其持续变薄，进而导致视网膜病变。这也就是高度近视患者更易出现视网膜脱离、黄斑变性等眼部问题的原因。所以，测量眼轴长度在近视防控中有着很重大的意义。

　　眼科医生可通过对眼轴长度的监测对比，达到防控近视的目的。因此，建议家长定期带孩子前往眼科医院或者眼科门诊接受常规检查，并建立屈光档案。若发现异常，应及时散瞳验光加以"干预"，若没有明显异常，继续保持定期复查即可。

 测量眼轴会疼吗？

　　当然不会。眼睛是非常敏感的器官，很多小朋友会害怕做眼部检查，怕疼，其实这些担心是多余的。测量眼轴时，仅需将下巴和额头紧贴仪器，且保持头部不动，眼睛一直盯着仪器镜头中的"小红点"看就行了，在这个过程中没有任何疼痛感，也不会有任何气体从仪器中喷出，这是一种无创的检查，非常安全，大小朋友们均无须担心。

（夏　艳）

　　　　眼轴越长，孩子近视度数就越高。想要知道孩子近视防控有无成效，记得一定要给孩子测眼轴，并建立屈光发育档案，将前后数据进行对比，才能"对症下药"，从而达到防控近视的目的。

你所不知道的眼睛 B 超检查

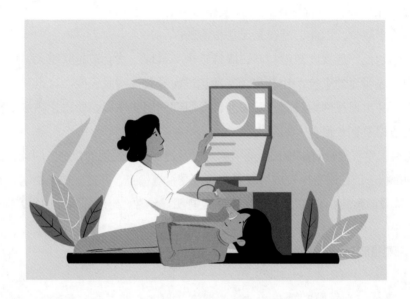

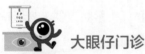 **大眼仔门诊**

最近有点"飞蚊症"，医生让我先去特检科做个 B 超检查。

 专家解惑

常规意义的眼科 B 超检查范围包括晶状体后的眼后段组织：晶状体后囊膜、玻璃体、后层视网膜脉络膜、视神经。可见，眼部 B 超检查所涉及的疾病主要是玻璃体方面的，如玻璃体液化、玻璃体出血、玻璃体异物、玻璃体膜增生与后脱离等。

另外，B 超检查对检查视网膜脱离、视神经损伤、异物是否穿透眼球后层是不错的方法。

哪些眼疾病可以接受 B 超检查呢?

　　通常情况下,若患者主诉有"飞蚊症"或视物模糊,且眼底镜无法看到眼底时,就可以选择 B 超进行排查与诊断。

　　不过,B 超检查也有一定的局限性。视网膜、脉络膜等均是一层连在一起的薄薄白色线,无法区分鉴别视网膜的具体疾病,这涉及中心性浆液性视网膜病变、老年性黄斑变性、视网膜出血、裂孔、血管异常等,B 超在这些方面无法施展"才华",需要眼底彩照或 OCT 来检查。

 患者在接受眼睛 B 超检查时需要注意哪些?

　　眼睛 B 超检查没有疼痛感,患者无须紧张。检查时,患者大多采用仰卧位(特殊情况下可采用坐位)进行。在检查过程中,患者要闭上双眼,检查人员会使用耦合剂进行导声,这时患者会有冰凉感,随后会感到仪器头轻轻扫过其眼皮表面,此时患者只要放松眼皮配合检查工作人员的口令,向左或向右轻轻转动眼球即可。检查结束后,要用纸巾轻轻擦去胶体,若有少量胶体进入眼睛也无大碍。

(陈　彬)

　　当有"飞蚊症"或视物模糊,且眼底镜无法看到眼底时,医生会建议大家做 B 超检查进行排查与诊断。眼睛 B 超检查没有疼痛感,无创、无痛,简单快捷,大家无须紧张,只需要配合好检查人员做好检查即可。

第五章
眼药水那些事儿

阿托品，为何被誉为延缓近视度数加深的"神器"

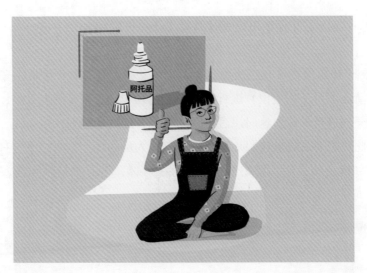

 大眼仔门诊

网络"云"上课已成为很多孩子的学习常态，尤其在新冠疫情期间，每日长时间使用电子产品，加上户外活动大大减少，疫情过后学习没落下，但近视度数却加深了，该怎么办呢？有什么办法可以延缓近视度数加深吗？

 专家解惑

阿托品能够有效延缓近视度数的发展，并已被多项国内外临床研究证实，被

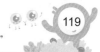

不少人称为延缓近视的"神器"。

目前，国内的阿托品有两种浓度：1% 阿托品凝胶（高浓度）和 0.01% 阿托品滴眼液（低浓度）。不管选择哪一种，都要记住：一定要在医生的监督指导下使用。

1% 阿托品凝胶（高浓度）和 0.01% 阿托品滴眼液（低浓度）有什么区别呢？

1% 阿托品凝胶：几乎每位使用者都会出现畏光和视近模糊的症状，这是阿托品作用于瞳孔和睫状肌导致瞳孔扩大、睫状肌放松引起的现象，家长们不必过分担心。其副作用程度因人而异、因量而异，大部分使用者可通过佩戴墨镜和使用眼镜得到改善，少部分使用者会出现局部过敏反应，表现为眼睛红、痒、流泪等，如出现这些症状，请停药至医院就诊。还有极少部分使用者可能会出现全身反应（面色潮红、心跳加快等），可通过使用后按压内眦处（睛明穴）5 分钟来避免，若仍出现全身反应，请停药及时至医院就诊。

0.01% 阿托品滴眼液：其控制近视效果弱于 1% 阿托品凝胶，但安全性较高，推荐睡前使用，大多数使用者隔天无畏光、视近模糊等副作用，少部分使用者仍会出现畏光，但程度轻于 1% 阿托品凝胶。

OK 镜也被用于控制近视，和以上所述阿托品有何区别呢？

首先，OK 镜、1% 阿托品、0.01% 阿托品三种干预方式都能控制近视，各有优缺点。

其次，疗效方面，1% 阿托品优于 0.01% 阿托品和 OK 镜。

第三，安全性方面，0.01% 阿托品安全性最佳；OK 镜佩戴最繁琐，且价格昂贵，为接触式干预，护理不当可能导致局部感染；1% 阿托品副作用详见上述。

综合疗效和安全性，联合应用 0.01% 阿托品和戴 OK 镜可能是目前最佳防控的手段，但一定要在专业临床医生指导下选择和使用。

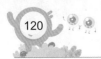

渐进多焦眼镜是否可以让度数不涨?

　　传统的多焦镜控制近视效果并不明显，且不能用于患外斜视儿童。市面上有一些全离焦眼镜据初步报道有较好效果，但还缺乏较大规模人群的验证，且价格昂贵，家长可酌情购买。

（朱剑锋）

　　阿托品能够有效延缓近视度数的发展，并已被多项国内外临床研究证实，被不少人称为延缓近视的"神器"。目前阿托品有两种，一种是高浓度（1%），一种是低浓度（0.01%），两者各有利弊，至于用哪一种、如何使用，一定要遵从医嘱。联合使用低浓度阿托品（0.01%）和OK镜，是目前最佳的近视防控手段，如果家里孩子已经近视，不妨至正规眼科医院检查就诊，早日为孩子的视力递增筑起"拦截墙"。

放下手中的"网红"眼药水

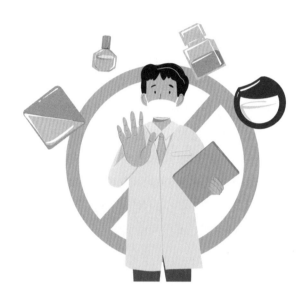

 大眼仔门诊

最近很喜欢用"网红"眼药水，而且用了之后很舒服，感觉有"立竿见影"的功效，不知道是不是只是"表面"。

 专家解惑

"网红"眼药水，很多治标不治本。

在境外购买的一些"网红"眼药水，很可能有风险，建议大家不要长期使用。"网红"眼药水中可能含有四氢唑啉等成分，这些成分能收缩血管，可迅速缓解红血丝，但这些效果是临时性的，红血丝在其眼药水作用消退后又会"卷土而来"，甚至会出现反应性的眼睛发红。

此外，许多眼药水使用后的清凉舒适感来自其中含有的冰片。医学上对此有共识，含有冰片的眼药水不能常用，不仅会引发反应性的眼睛发红，还会影响眼睛表面的代谢。在无法就医的情况下，可适当使用这些眼药水，但这并不是解决问题的根本办法，尤其是对儿童和青少年而言。

在使用"网红"眼药水的群体中，缓解眼睛疲劳、减轻干眼症状是他们的主要诉求。用眼不当、眼睛有炎症，以及一些疾病是导致眼干的主要原因。此外，一些疾病也会引起眼睛干，如睑板腺阻塞、干燥综合征等，若原发疾病对眼功能或视力造成较大损伤，在治疗原发疾病的同时，还要通过眼部手术来治疗。

大家其实完全不必舍近求远去海外购买一些成分不明的眼药水，我国有许多针对各类眼睛不适的眼药水供大家使用。人工泪液就是其中安全性较好的一类眼药水，它可补充泪液，促进上皮修复和眼泪分泌。

不过，长期使用含有防腐剂的眼药水也会对眼表造成损伤，推荐选择不含防腐成分的眼药水。尽管如此，人工泪液也不应频繁使用，每次1~2滴，每天3~6次即可。一直身处空调房者，可3~4小时使用1次。

滴眼药水时要避免戳到眼睛，滴在内眼角效果最好。

当然，再好的眼药水也比不上"自产自销"的泪液。眼睛是接触外界的器官，自然会产生一些"垃圾"，而眼睛分泌的泪水具有良好的冲刷、消毒和滋润作用，因而保证眼睛自身的代谢功能最为重要。保持良好的用眼习惯和生活作息，始终是科学缓解用眼疲劳万变不离其宗的核心。

（李珊珊）

"网红"眼药水治标不治本，不能当成"护眼神器"而长期使用。最佳的"护眼神器"应该是"自产自销"的泪液，我们要保持良好的用眼习惯和生活作息，保证眼睛自身良好的代谢功能，让它时刻处于健康的状态中，这样才能与"网红"眼药水说再见。

眼药水的正确打开方式

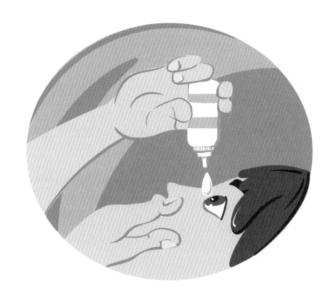

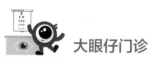 **大眼仔门诊**

眼药水是我的亲密伙伴，到底怎样和它"相处"才是正确的？

 专家解惑

无论是朝九晚五的上班族，还是正在读书的学生，眼睛不适是大家经常面临的问题。眼药水方便好用，成了不少人缓解眼部疲劳和眼睛不适的首选。

眼药水是眼科疾病最常用的剂型之一，是许多眼病最直接、最快捷的治疗方法。在使用眼药水的操作规范中，最常见的困惑就是"如何开盖使用"。以下是常见眼用制剂的包装形式及其使用方法，大家不妨学起来。

（1）普通瓶。大部分药水瓶为挤压式，使用时可将中间套环摘下，再将瓶盖拧紧，利用瓶盖内部顶端的尖针将瓶口刺破，即可使用。

特别提醒大家：切勿使用剪刀、缝衣针等工具打开，以免造成药液污染。

（2）单次剂量小包装。目前市场上有很多单剂量包装的眼药水，多为5~10支／板包装，无防腐剂、干净健康、方便携带。使用时，先从整板药品的底部向上撕开分离出单支药水，轻旋瓶盖至连接处断裂即可使用。

特别提醒大家：部分单剂量包装滴眼液（如双氯芬酸钠滴眼液）瓶盖有一半圆形小盖，方便滴完药水后再次盖合；还有一部分单剂量包装滴眼液［如玻璃酸钠滴眼液（爱丽）］无半圆形小盖，无法再次盖合。

（3）眼膏、凝胶类。眼膏及凝胶类产品可沿用普通瓶的打开方法，利用瓶盖内部的尖针将瓶口刺破。

特别提醒大家：金属皮瓶身的眼膏及凝胶可从尾部向上卷起，这样能减少药品残留。

（4）特殊类型药瓶。有些药瓶经特殊设计，如玻璃酸钠滴眼液（海露）。使用时，先将盖子取下，手握瓶身，用拇指按压瓶底即可。

特别提醒大家：初次使用时，需按压数次，排空空气后方可滴出药水。

（迟晴晴）

　　　　不同的眼药水有不同的开盖方法，在使用眼药水前一定要仔细阅读使用说明和方法，掌握正确的开盖方法，这样才能有效避免药液污染，让药水更好地发挥其效用。

第二篇

呵护你的眼

认识了我们的眼睛，该如何去呵护它呢？预防，永远是上策。对于我们眼睛可能会产生的近视、斜视、弱视、干眼、黄斑病变、青光眼、白内障等各种"病"，该如何去预防它，把这个"病"扼杀在摇篮里？本篇从儿童青少年近视防治宝典，到中青年眼病防治宝典，再到老年人眼病防治宝典、大众眼病防治宝典等方面给大家送来了全面详细的"防治宝典"，让大家知道怎么样去保护自己的眼睛，免受并发症和手术之苦，拥有健康快乐的人生。

本篇共 35 个"防治宝典"，每个宝典从"大眼仔门诊"出发，由上海市眼病防治中心临床和公共卫生医生结合临床常见问题进行科普阐述，详细描述关于眼睛的各个防治宝典，最后由本书主编对各宝典进行"点睛"，让大家加深对各眼病防治的印象，时刻提醒自己要守护视觉健康。

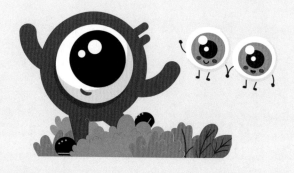

第一章

儿童青少年常见眼病预防宝典

孩子"云"上课，护眼"秘籍"请收好

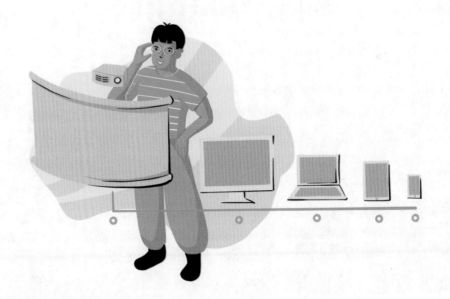

 大眼仔门诊

疫情防控进入常态化，在线教育模式成为趋势，"云"上课，如何护眼？

 专家解惑

首先，开启"在线教育"模式后，选择电子设备就很有讲究。

（1）尽量选择屏幕大的电子产品。建议优先顺序为：投影仪、电视、电脑、

平板电脑，最后为手机。

（2）尽量选择分辨率高的电子设备，屏幕亮度不要太刺眼。

其次，连续看手机或电脑屏幕的时间不要太长。使用电子屏幕时要记住"20-20-20"口诀，即建议看屏幕20分钟后，要抬头眺望6米外（20英尺）远处至少20秒以上。

第三，让眼睛休息，最好远眺，也可以做眼保健操，每天上、下午各一次，同时要做到"穴位到位、力度到位、卫生到位"。做眼保健操前，要记得按照"七步洗手法"清洁双手。

第四，多眨眼，有助于眼睛的防护。看屏幕时，尽量有意识地提醒自己多眨眼，并且要完全闭上再睁开，且要保证泪液充分湿润眼睛。

第五，目前研究表明，自然光线对预防近视最有效。在疫情期间减少外出的情况下，尽可能打开窗户享受阳光，或在自家阳台上、院子里接受自然光照（阴天也适用）。一般建议每天至少"目"浴阳光2小时以上。

第六，阅读书写要注意保持"一拳一尺一寸"姿势，即握笔手指要离笔尖一寸，胸口离桌一拳，书本离眼睛一尺。同时，要严格控制孩子近距离用眼时间，年龄越小，连续用眼时间要越短。

（许　迅）

疫情期间孩子在家"云上课"，护眼要谨记以上"六大点"，电子产品要选屏幕大且分辨率高的产品，同时要注意休息，远眺或做做眼保健操（建议疫情期间可做《非接触眼保健操》，详情可扫码观看），多在自家阳台上"目"浴阳光，同时要牢记"一拳一尺一寸"。

预防近视，请接受大自然的馈赠

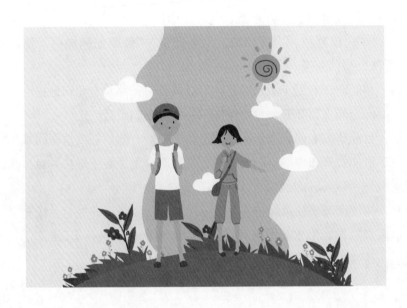

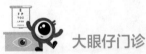
大眼仔门诊

"太阳光"也能帮助孩子预防近视？这么神奇！

专家解惑

学龄期儿童近视的主要原因是眼轴的轴向伸长。有研究证实，光线可以促进眼底视网膜释放多巴胺，而多巴胺可以减缓眼轴长度的伸长。

户外时间越长，发生近视的风险就越低。每天额外增加 76 分钟的户外时间，可以降低 50% 的近视发生率。建议中小学生每天至少户外活动 2 小时（每周至少 14 小时），可以有效帮助孩子预防近视的发生。

高频的课间间歇户外活动对降低孩子近视发生率的效果，比一天集中 40 分钟的效果要好。因此，把每周14小时的最低量户外活动时间均匀分配到1周内的每天2小时，预防近视的效果是最理想的。建议孩子可以在课间到教室外活动，"目"浴太阳光线，并让眼睛放松、休息。建议学前儿童每天户外活动3小时以上。

室内或晚上外出活动，可以预防近视吗？

室内活动或夜间外出活动，没有直接的大自然光线照射，预防近视的效果有限。

户外活动的形式有哪些呢？

户外活动内容丰富多样，包括乒乓球、羽毛球、篮球、棒球等球类体育活动，跳绳、体操、舞蹈、唱歌、背诵、科技类和自然类活动等，悠闲散步甚至静坐都是户外活动的一种。其实，只要是在户外进行的活动都可以。太阳太强烈时，可在树荫下活动，并可通过戴帽子、戴墨镜等加强防护（防晒），夏天可以避开中午的烈日强光，选择上午或傍晚进行户外活动。

如何增加校外户外活动？

首先，一定要利用好放学后的1小时。家长放学接完孩子后可以先在户外活动1小时。

其次，家长可以把户外活动安排成一节课，作为孩子的"课外辅导课"，平时上课40分钟，周末每天连续2小时或2个1小时，不完成不罢休。

第三，每次孩子完成任务后，给其划上一颗星星，犒劳并激励孩子第二天的坚持。

除了户外活动，还有哪些举措也可以预防近视？

（1）中小学生连续看书、做作业或看电视30~40分钟后，学前儿童连续看书、做作业或看电视 15~20 分钟后，眼睛要休息 10 分钟。

（2）不建议学前儿童接触电子产品。不玩或少玩手机、电脑和游戏机，偶尔玩时每次不超过 15 分钟。

（3）保持正确的读写姿势，牢记"一尺一拳一寸"（眼睛与书本距离一尺、胸前与桌子间隔一拳、握笔手指与笔尖一寸）。

（4）在良好的视觉环境下用眼，不在晃动的车厢或强光、弱光下看书或用手机。

（5）保证充足的睡眠，幼儿园儿童每天应有 12 小时睡眠时间，小学生每天应有 10 小时睡眠时间。

（6）不挑食、不偏食，多吃蔬菜和瓜果，均衡摄入营养。少吃甜食，少喝饮料。

（7）至少半年检查一次眼睛，并且建立屈光发育档案，视力一旦下降，及时到医院就诊。

（8）若有"近视"苗头，要前往医院进行及时合理的治疗。

（何鲜桂）

　　户外活动对于近视的预防有着非常重要的作用。建议中小学生每天要保持至少 2 小时的户外活动时间，每周至少 14 小时；学前儿童每天需保证 3 小时以上户外活动。用心接受大自然的馈赠，实现预防近视"0 成本"。

阳台，为何是居家防控近视的宝地

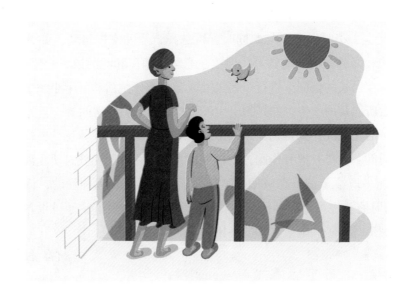

 大眼仔门诊

疫情期间居家不能外出，怎么帮助孩子预防近视？

 专家解惑

　　抵抗疫情，人人参与。疫情期间居家隔离、避免到人员密集地、远离传染源是普通大众能做到的"最佳贡献"。但是，对于孩子近视防控来说，就受到"阻碍"了。户外活动是最有效的近视防控手段，而疫情当下如何能让孩子户外活动？居家防控近视，有没有什么好办法呢？

　　当然有，到自家阳台上去！

　　到阳台上去可以"目"浴阳光，从而预防近视。户外活动是降低近视发生风险的有效措施，其机制主要是大自然光线能够促使眼底释放多巴胺延缓眼轴增长，从而达到预防近视的效果。在这里强调的是白天能够接触到的自然光线，因此，到自家阳台能够照射到太阳的地方也不失为护眼"法宝"。可以在早晨、中午、下午不同时间段，在开窗通风防疫的同时，让孩子到阳台"目"浴阳光，看看远处。

疫情期间，一般情况下建议中小学生每天至少"目"浴阳光 2 小时以上，幼儿园儿童至少 3 小时以上。与此同时，可选择合适的室内运动，如健身操、跳绳、原地跑、仰卧起坐和瑜伽等，但要注意运动幅度和时间段，避免打扰邻居。低幼儿童可在家长的陪同下进行一些棋类或游戏类休闲活动，中小学生可帮忙家长做一些力所能及的家务，如打扫卫生、收拾碗筷和整理房间等。

此外，居家期间还要特别注意，连续近距离用眼一定要休息，要控制电子产品使用的时间。父母要以身作则，发挥榜样力量，跟孩子相处时要远离手机，每天应尽可能多地给予孩子高质量的陪伴，学会倾听、交流和互动，让孩子没有"无聊"的时间。也可以帮助孩子培养一两个室内活动爱好，通过设置闹钟或内置软件等帮助孩子控制电子产品的使用时间。

（何鲜桂　朱剑锋）

疫情期间居家防控近视最好的办法就是让孩子到阳台上去尽情地"目"浴阳光，看看远处。同时要特别注意控制孩子连续近距离用眼的时间。

学会区分近视"真""假"很重要

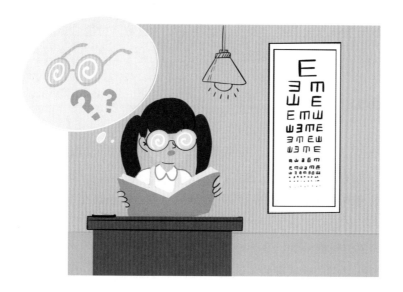

 大眼仔门诊

孩子看东西总喜欢凑近看，还总是眯眼睛。带他去配眼镜，医生说只要休息一段时间就好了，不需要配镜，这是什么情况？

 专家解惑

有可能孩子是"假性近视"，无须配镜。

近视其实也有"真"和"假"之分，分为"假性近视"和"真性近视"。

假性近视，即眼内睫状肌持续紧张所导致的暂时看远无法放松的一种状态。真性近视，即眼轴拉长，远处物体成像在视网膜的前方。

如何辨别究竟是"真"近视还是"假"近视，最科学的做法当然是去医院验光检查，尤其是观察到小朋友出现"看东西眯眼、歪头、凑近视物"等现象时，更要寻求专业医生指导。

在医院，医生会通过药物使得睫状肌放松，然后进行验光，也就是俗称的"散瞳验光"。如果检查下来近视度数消失，那么可以判断为"假性近视"。反之，则为"真性近视"。

记住，假性近视是不需要佩戴眼镜的。如果在还没有判断是真性近视还是假性近视的情况下盲目去眼镜店配镜，会增加眼睛疲劳，可能会从"可以挽救的假性近视"，变成不可逆的"真性近视"。

 近视是"不治之症"？

辨别了真、假性近视，接下来就要对症下药了！"假性近视"是可以治愈的，而"真性近视"是不可逆的。

假性近视的情况下，睫状肌得到充分休息后，眼睛能重获"清晰视界"。如较为严重者，可根据医嘱使用散瞳药物，也能恢复清晰。但需要注意的是，假性近视是不需要佩戴眼镜的，真性近视才要佩戴眼镜。

真性近视以后，近视度数一般是不会改善（减少）的，哪怕通过一些训练或理疗法，视力会有所改善，但并不说明近视"自愈"了。近视后如果没有改掉用眼"坏"习惯，近视度数还会随着时间的推移进一步加深。

 如何预防近视？

虽然近视度数无法改善，但可以通过预防和治疗干预控制度数的增长。

首先，预防方面。①要从娃娃抓起。可通过建立"屈光发育档案"，及时记录孩子眼睛发育的各项指标，以判断是否为近视高危人群，加以防范。②走出去，动起来。室内的灯光和环境会给眼睛带来额外压力，一定要增加户外活动时间。每天"目"浴阳光2小时可有效预防近视的发生。③减少近距离用眼时间。要培养孩子良好的用眼习惯，不只是电子产品，写作业、看书等其实都是近距离用眼，一定要注意劳逸结合。

其次，干预方面。①要及时就诊。一旦有近视症状出现，一定要及时验光、配镜矫正视力。②严密跟踪近视指标。近视后，依然要通过跟踪"屈光发育档案"指标，判断近视发展的速度是否过快。③近视发展过快，一定要及时控制。如果发现近视发展过快，那么就要采取合理手段（如药物、眼镜、特殊隐形眼镜等）控制近视发展。④为了长远发展，保持户外活动和良好的用眼习惯尤为重要。

（朱剑锋）

　　孩子出现"视物模糊"后，家长不要着急带孩子去配眼镜，应第一时间带孩子到正规眼科医院进行验光检查，确定是真性近视还是假性近视后再进行配镜。如果是假性近视，则无须配镜，待休息一段时间后会自愈。

如何早期发现孩子斜视? 这些症状家长要知道

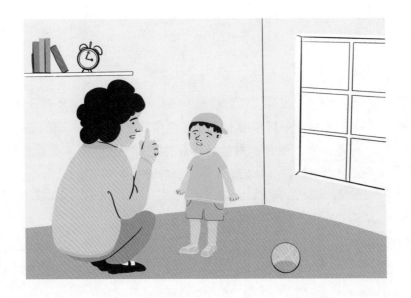

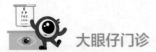 **大眼仔门诊**

孩子的眼睛很不对劲, 头经常会歪向一边看东西, 而且眼神总是飘忽不定, 费力帮她纠正了几次, 总不见好。

 专家解惑

有可能孩子是患上了斜视。斜视是目前儿童最常见的眼科疾病之一, 位列儿童眼病患病率第三位, 仅次于屈光不正和弱视。斜视不仅会给孩子的外在形象带来影响, 更重要的是还会影响其双眼视功能, 在日常学习和生活中会产生影响, 在以后的就业方面也会受到很大限制。所以家长要对孩子"斜视"症状多加留意, 做到早发现、早治疗。

什么是斜视呢？

 斜视是指两眼不能同时注视目标，一眼注视目标物体时，对侧眼偏离注视目标。小儿常见的斜视类型主要分为两大类，即"隐斜视"和"共同性斜视"。

其中，"隐斜视"是一种潜在的眼部偏斜，平时孩子用两眼看东西时，看不出眼球位置的不正，只有医生通过特殊检查才能看到。

而"共同性斜视"又细分为三种。第一种是"内斜视"，就是人们俗称的"斗鸡眼"，即一眼眼位正常，对侧眼眼位向鼻侧偏斜。这种斜视的发病高峰年龄一般在出生后 6 个月内及 2~3 岁时，可伴有异常远视屈光不正。第二种是"外斜视"，又叫作"斜白眼"，患有这种斜视的宝宝在早期看近处东西时并没有症状，而在精神不集中或疲劳时往远处看，会出现有一只眼往外跑，即"外斜"。外斜视的宝宝如果治疗不及时，可逐渐发展为看近处东西时也出现两眼异常，造成阅读障碍而影响学习。第三种则是"麻痹性斜视"，孩子出现这种情况是由于先天或后天因素造成一条或多条眼外肌障碍，往往伴有复视、眼球运动障碍等问题。

无论是哪一种斜视，若孩子眼睛出现这些问题，对他们的身心健康和未来发展都会产生影响，需要家长引起高度重视。

家长如何早期发现孩子"斜视"？

当孩子斜视比较严重时，家长是非常容易看出来的。但早期斜视的症状往往又不明显，需要家长平时仔细观察才能发现这些异常现象。

比如，当孩子的眼睛有斜视时，为了将东西"看正"，头会经常歪向一边看。此外，孩子会因为眼睛总看向其他地方，给人一种"精力不集中"的感觉。有斜视的孩子在阳光下常闭着一只眼，总是会出现摔跤等情况，这时家长就要注意了。

如果家长还想进一步判断孩子是否有斜视，还可以做这样一个小实验：可将笔帽放在桌上，让孩子从高处将笔插入，如果孩子有斜视现象，完成这项任务是很困难的，因为一般斜视孩子的空间位置判断能力都比较差。

斜视病因复杂，由于不同类型的斜视发病原因不同、发病年龄不同和对视觉发育的影响不同等，所以斜视的治疗时机和治疗方法也大不一样。

 斜视如何治疗?

目前，整体上治疗孩子斜视，主要是通过手术治疗、佩戴眼镜以及物理训练这三种方式。在临床上，若是调节性内斜视，可以让孩子及时佩戴合适眼镜矫正即可，不需要手术治疗。但也有部分调节性内斜视既需要患者佩戴眼镜，又需要及时进行手术矫正戴镜残余的斜视度，这些操作均需要通过医生的严格检查，以及按照合适的治疗方案进行。

在这里特别值得一提的是，很多孩子的斜视都是家长发现症状比较明显时才就医确诊的，而这时孩子的病情已经比较严重，佩戴眼镜矫正往往效果欠佳，通常需要手术治疗才能矫正。

（许　琰）

当孩子为了"看正"物体而不得不把头歪向一边时，当孩子眼睛总看向其他地方，给人一种"精力不集中"的感觉时，当孩子在阳光下常闭着一只眼，总是会出现摔跤等情况时，家长务必要高度重视，有可能你的孩子已经患"斜视"了，需要及时带孩子到正规的眼科医院做进一步检查和治疗。

如何预防孩子斜视

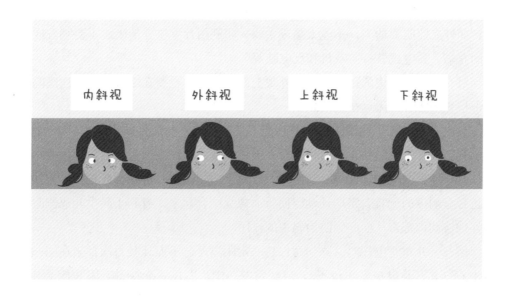

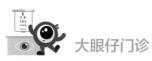 **大眼仔门诊**

孩子在学校经常被叫作"斗鸡眼"，回家后总是不开心，经常说不想上学了。

 专家解惑

斜视即两眼不能同时注视目标。斜视严重影响外观，且外观异常往往会影响儿童心理健康，造成儿童孤僻、自卑等异常现象。此外，可能还会影响其双眼视觉功能发育，严重者则没有良好的立体视觉。大部分斜视患者由于长期只用一只眼注视，导致另一只眼"废用性视力下降"或停止发育而引起弱视。儿童期斜视因常偏头和侧脸看东西，造成面部发育不对称、斜颈和脊柱病理性弯曲等症状。

如何预防孩子斜视?

　　首先，家长要从婴幼儿时期抓起，要注意仔细观察孩子的眼睛发育和变化。婴幼儿在发热、出疹、断奶时，家长应加强护理，并经常注意儿童双眼的协调功能，观察其眼位有无异常情况。此外，要经常注意孩子的眼部卫生和用眼卫生，如灯光照明要适当，不能太强或太弱，印刷图片字迹要清晰，不要躺着或长时间看书、看电视、打游戏机和玩电脑等。

　　对有斜视家族史的孩子，尽管外观上没有斜视，也要在2周岁时前往医院做眼部检查，看看有无远视或散光。

　　其次，新生儿早期因眼肌调节功能不良，常有"一时性斜视"（又称"生理性斜视"），如不及时纠正，有可能会发展成斜视。要注意新生儿的头部位置，不要使其长期偏向一侧。此外，新生儿对红色反应较敏感，可在小床正中上方挂上红色带有响声的玩具，定期摇动，使听、视觉结合起来，有利于新生儿双侧眼肌动作的协调训练，从而起到防治斜视的作用。

　　第三，儿童看电视时，除注意保持一定距离外，不能让其每次都坐在同一位置上看（尤其是电视斜对位置），应经常左、中、右位置交换看。因为孩子可能会为了看电视，眼球总是往一个方向转，头也会习惯性地向一侧歪，时间久了，两边眼肌的发育和张力会失去原来调节平衡而导致斜视。

（强　俊）

主编点睛

　　斜视不仅会影响外观，还会影响视力以及造成面部发育不对称、斜颈和脊柱病理性弯曲等症状，因此及时预防孩子斜视尤为重要。预防一定要从婴幼儿时期抓起，要注意仔细观察孩子的眼睛发育和变化情况，做到早发现、早治疗，让孩子有一个健康快乐的童年。

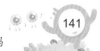

近视与读写握笔姿势有关？你做对了吗

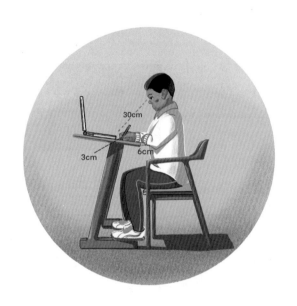

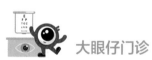

大眼仔门诊

每次写作业，爸爸妈妈都告诉我要坐正，不然就要戴眼镜，就不漂亮了。

专家解惑

保持正确的读写握笔姿势对于学生非常重要，若姿势不正确，可能会影响其读写质量，长期发展还会严重影响孩子的视力发展和脊柱健康。尤其孩子处在小学低年级阶段，此阶段正是孩子养成良好读写握笔习惯的关键时期。假期在家，孩子容易忽视自己的读写握笔姿势。此时就需要家长一起加入"监督大军"，陪孩子一起使用正确的读写握笔姿势。

《传染病疫情居家隔离期间儿童青少年近视防控指南》(WS/T 773-2020) 提

出，孩子写作业时，眼睛距离书本约一尺（约 30 cm），身体距离书桌约一拳（约 6 cm），握笔手指距离笔尖约一寸（约 3 cm）。所以孩子在学习时，阅读姿势、写字姿势、握笔姿势和桌椅高度尤为重要。

首先，阅读姿势。身体坐直，头摆正，肩放平，双脚放平，双手捧书，书本稍稍往外斜，眼离书本一尺远。

其次，写字姿势。身体坐正，双脚放平，书本放平，手离笔尖一寸，眼离书本一尺，身体离桌一拳。

第三，握笔姿势。拇指、示指离笔尖一寸，中指在下，拇指、示指相对围成圈，环指、小指勾起来，垫在中指下面。

第四，桌椅高度。儿童青少年身体处于生长期，身高在不断变化，"读写"所使用的桌椅高度也应该根据孩子的身高做相对应的调整。参考国家最新颁布的《传染病疫情居家隔离期间儿童青少年近视防控指南》（WS/T 773-2020）中的《中小学生课桌椅尺寸表》，家长可以根据孩子的身高变化，选择合适尺寸的桌椅，为孩子正确的读写姿势创造更好的条件。

（何鲜桂）

中小学生课桌椅尺寸表

身高范围/cm	课桌桌面高/cm	课椅座面高/cm
≥180	79	46
173～187	76	44
165～179	73	42
158～172	70	40
150～164	67	38
143～157	64	36
135～149	61	34
128～142	58	32
120～134	55	30
113～127	52	29
≤119	49	27

中小学生课桌椅尺寸表

主编点睛

近视的发生和孩子的读写姿势关系很大。在孩子做作业时，家长一定要在旁边做"监督官"，不能任由其通过"参差不齐"的姿势去学习，最后导致近视的发生。

孩子揉眼睛需要看医生吗

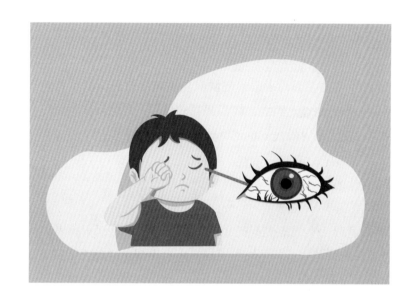

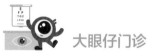

大眼仔门诊

孩子最近老是揉眼睛，也没有什么炎症呀……

专家解惑

可能孩子有"倒睫毛"症状。俗话说"眼睛容不下一粒沙子"，当很多睫毛像一把刷子一样在孩子角膜上"运动"时，孩子肯定会感到不适，他便会情不自禁地揉眼睛，而"这一把刷子"便是"倒睫毛"（简称"倒睫"）。

倒睫会给家长带来很多困扰，事实上倒睫确实会对孩子造成危害。正常情况下，睫毛从眼睑边缘向前生长，并一定程度地向上弯翘，起到遮挡和防止异物进入眼内的作用，但无论眼睛怎么转动，睫毛都不应该接触到眼球表面，久而久之，会对眼球表面造成一定影响。

倒睫是指睫毛向后方生长，以致会触及眼表。先天性倒睫多见于婴幼儿、儿童和青少年，尤其是体型比较肥胖的小朋友。婴幼儿时睫毛柔软，一般不会损伤角膜，但3岁以后睫毛会变硬，会直接摩擦角膜、结膜等，导致出现流泪、畏光、散光、视力下降等症状，严重者还会造成视力的永久损伤。

 倒睫是什么原因导致的呢？

倒睫发生主要是因为下眼睑皮肤及皮下轮匝肌组织肥厚并向眼球方向堆积，从而将睫毛推向眼球。因此，较为肥胖的孩子，睑缘部轮匝肌较为肥厚，更容易形成倒睫。先天性内眦赘皮也是倒睫发生的常见因素。

 倒睫有什么危害？

倒睫患者睫毛会摩擦到眼睛角膜、结膜，从而引起角膜表面的上皮细胞点状、弥漫损伤或片状脱落。如继发感染，则会出现角膜炎或结膜炎，严重者可能会造成角膜表面上皮细胞层的大面积剥脱，使透明角膜出现血管翳、斑翳，甚至角膜白斑，严重影响孩子的视力。

 倒睫需要手术治疗吗？

不是所有倒睫患者都需要手术。3岁以下孩子睫毛比较柔软，倒睫数量少，检查发现对角膜和结膜刺激不严重，没有引起明显的角膜上皮损伤，可暂时采取保守治疗并定期观察。针对倒睫有角膜上皮出现轻微改变的小朋友，可使用保护性眼药水或眼药膏，预防感染和促进角膜上皮愈合。

但是如果倒睫情况严重，则需要进行倒睫矫正手术治疗。医生会根据患者倒睫原因制订个体化的手术治疗方案，通常采取缝线和切开两种手术方法。手术切口设计采用整形美容性的修复隐藏，一般术后半年瘢痕不明显，家长无须担心因瘢痕问题而错过孩子的最佳治疗时间，以致影响孩子视功能的正常发育。

（丁　琦）

孩子揉眼睛，除了眼部炎症、眼疲劳等因素外，还有可能是因为出现了"倒睫"。家长一定要及时带孩子到院就诊，以免错过了最佳治疗期而影响孩子视功能的正常发育。

孩子看不清就是近视？家长们中招了吗

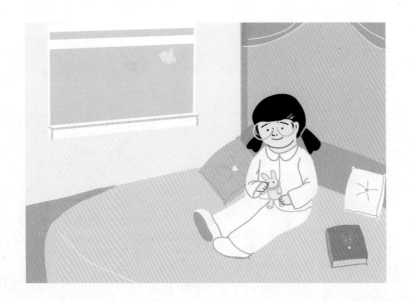

 大眼仔门诊

孩子看不清，是近视了吗？

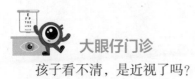 **专家解惑**

不一定。也有可能是弱视。如果错过最佳治疗期，将给孩子未来的工作生活带来严重影响。

弱视是一种发育性的眼病。在我国儿童中，弱视发病率为3%~4%，并有逐年上升趋势。

视觉发育期内由于单眼斜视、未矫正屈光参差、高度屈光不正以及形觉剥夺等异常视觉经验引起的单眼或双眼最佳矫正视力低于相应年龄正常儿童，且眼部检查无器质性病变，称为弱视。

简而言之，弱视的孩子，不戴眼镜时视力差，戴了眼镜视力仍然差。可见，孩子视力差，不仅仅是因为近视，也有可能是弱视。

弱视的危害主要有哪些？

首先，因视力差，戴眼镜也无法提高视力而导致孩子看不清课堂学习内容，引起孩子思想不集中、学习成绩下降。

其次，因双眼视功能出现异常而影响孩子运动、认知和社交能力。弱视孩子的双眼视功能受损，立体视觉、手眼的协调能力都弱于正常儿童，他们无法辨别事物的远近、高低、前后、深浅、凹凸，生活在三维世界却只能看到二维的画面。例如打羽毛球，弱视的孩子没办法准确判断球的位置，眼睛的定位和判断力较差，所以会影响到孩子的运动、认知和社交。

第三，就业范围受到限制。弱视的孩子不能报考航空、航天、精密仪器等专业，无法从事建筑、工程设计、医学、机械、美工等精细类工作，以致有这类行业梦想的孩子受到限制。

第四，申请驾照受到限制。双眼弱视不能申请驾照。单眼弱视患者，在对侧眼裸眼或矫正视力 1.0 以上，水平视野达到 150 度以上，才能申请小型汽车驾照。

哪些原因会造成弱视？

（1）屈光不正。中高度的远视、散光和高度近视眼，由于外界光线不能在视网膜上准确对焦，对眼底视网膜感光细胞的刺激就会减弱，感光细胞及大脑得不到处理光信号能力的锻炼和发育机会，就可能会造成双眼弱视。

（2）屈光参差。当两只眼的屈光度不一样时，在大脑中就会呈现出两个大小不同的像，产生视觉矛盾，这时大脑往往会选择其中一只成像优质的眼来分析处理，因而导致另一只眼睛弱视。

（3）斜视。由于斜视会引起复视和混淆视，使患者感到不适，大脑视觉中枢就主动无视来自斜视眼看到的物像（医学上称为"抑制"）。由于斜视眼长期被抑制、弃用，从而导致弱视；斜视发生的年龄越小，产生的抑制越快，弱视的程度就越深。

（4）形觉剥夺。如先天性白内障、眼睑下垂等疾病使得光刺激不能进入眼球，妨碍视网膜感光细胞接受光刺激，因而导致弱视。

如何及早发现孩子弱视？

目前幼儿园、中小学都非常重视儿童视力筛查工作。

我们必须知道：年龄在 3~5 岁儿童视力的正常值下限为 0.5；6 岁及以上儿童视力的正常值下限为 0.7。

对于不会认视力表的孩子，如果医院检查发现有弱视的高危因素存在，则需要及早干预处理。

另外，弱视多见为单眼，家长可以有意识地通过"厌恶实验"来发现问题，即用障碍物交替遮盖孩子的双眼。当盖住一只眼睛时，孩子表现出明显的厌恶和反感，就提示孩子两只眼看到的东西清楚度不一样，可能存在弱视，需要引起高度重视。

（许 琰）

孩子看不清不一定就是近视，也有可能是弱视。弱视的话，哪怕是戴眼镜，视力也很差，也会严重影响孩子学习和活动。所以弱视做到早发现、早治疗很重要。

弱视，儿童视觉发育的隐形杀手

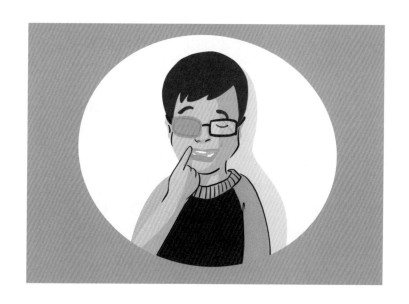

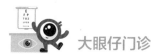 **大眼仔门诊**

孩子正津津有味地看电视，突然遮住他一边眼睛，他会哭闹得很厉害，但是遮住另一边眼睛的时候他并没有反应，难道有一边眼睛出现问题了？

 专家解惑

可能是孩子一边眼睛患有弱视所导致的。弱视是无器质性病变，通过戴眼镜视力也不能矫正到对应年龄的正常视力。经常发生在患有高度远视、近视或两眼屈光不一致和斜视的儿童群体，不仅可能会引起斜视、影响美观，还常常会导致失去立体视觉。弱视发生的原因有很多，它是一种发育性疾病。

弱视分为斜视性弱视、屈光参差性弱视、形觉剥夺性弱视、屈光不正性弱视与先天性弱视。

在我国，学龄前及学龄儿童的弱视患病率约为 3%，也就是说 3 亿儿童中约有 1 000 多万弱视儿童。弱视不会有眼红、眼痛等症状表现，其治疗时期又有严格的时限性，是严重影响儿童视觉发育的"隐形杀手"。

怎样才能早期发现孩子有弱视呢?

首先，定期查视力。幼儿园里每年都会开展视力筛查，一般小班的孩子视力应为 0.6（4.8），中班孩子为 0.8（4.9），大班至小学一年级应该为 1.0（5.0），若低于此视力标准，家长应带孩子到正规眼科医院做进一步检查。

其次，平时注意观察。除视力低下以外，弱视儿童往往还有其他表现，如斜视、视物歪头、眯眼或"贴近视物"等。

对于婴幼儿和不能配合检查视力的孩子，也可做遮盖检查，即让孩子单眼视物，若哭闹不安或撕遮盖物，则可能提示未遮盖眼视力很差，应尽早带孩子到医院检查。

弱视如何防治?

弱视的防治原则是早期发现和早期干预。人类视觉发育的关键期为出生至 3 岁，敏感期为出生至 12 岁。在视觉发育的关键期和敏感期，弱视儿童如能经过恰当的治疗和训练，视力可以得到恢复。

目前，弱视的治疗方法已有很多，如屈光矫正、红光闪烁训练、海丁格刷训练、光栅训练、后像训练、同视机训练等。在上海市眼病防治中心弱视训练室，孩子们会排排坐，并戴上 3D 眼镜，津津有味地看着 3D 动画片，这也是弱视训练方法的一种。这种方法看上去与传统治疗方法很不相同，每次治疗时间为 1 小时，每次每部 3D 动画片时长约 45 分钟，这种"3D 弱视训练"会通过刺激患儿用眼，促进眼睛发育，训练其融合和立体的视功能。

此外，还有一种协调器治疗，通过机器来观看一部 15 分钟的特制动画，在观看的过程中，每幅画面以两幅图片的形式出现，观看者必须努力将画面合二为一，从而达到训练的效果。像这样的弱视训练每次 1 小时，约训练 30 次，视力就会得到改善。

怎样才能算弱视已被治愈?

弱视临床治愈的标准是：①双眼视力均达到对应年龄正常视力或以上。②具备双眼视觉和立体视觉功能。③随访 3 年后无视力回退现象。这 3 个条件都要具备才叫作弱视已经被治愈。如果孩子视力提高到正常水平，过早地停止弱视治疗，没有继续加强双眼视觉和立体视功能训练，弱视也是容易复发的。

（李珊珊）

主 编 点 睛

弱视是一种发育性疾病，不会有眼红、眼痛等症状表现，是孩子视力发育的隐形杀手，治疗不及时可能会引发斜视而影响美观。所以，为了孩子视觉健康发育，家长一定要带孩子定期做眼科检查，在生活中注意观察孩子的用眼习惯，一旦发现异常，务必及时前往医院排除弱视的可能。

孩子视力 1.0，挺好的？别高兴太早

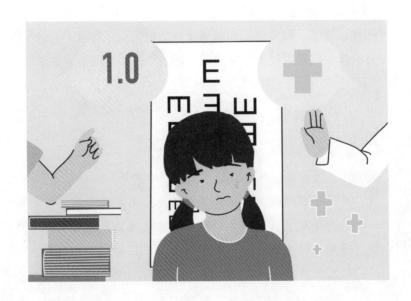

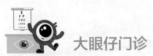

大眼仔门诊

孩子说她不是不爱学习，而是眼睛痛、看不清字。但前不久刚给她做了视力检查，双眼都是 1.0，不是正常的吗？

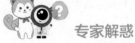

专家解惑

孩子视力 1.0 并不意味她的视功能就是好的。视力和视功能是两码事。如果出现孩子视力正常但看书喜欢揉眼睛等现象，一定要带孩子前往医院做双眼视功能检查。在进行双眼视功能检查时，医生可能会发现孩子近距离外隐斜值超过正常范围，眼睛看近时调节能力降低，集合功能不足等情况。如果出现这些情况，尽管孩子单眼视力都是 1.0，一样会影响其眼部健康，耽误孩子学习。

什么是双眼视功能？

　双眼视功能是指外界同一物体分别投射到双眼视网膜黄斑中心凹部分，经过大脑视觉中枢加工整合为单一立体物像的生理过程。

　简单地说，我们能欣赏到三维的立体电影，就是因为双眼具备形成单一立体物像的功能。否则，尽管身处三维空间，看到的也仅仅是一个平面。

 产生双眼视功能需要必备哪些条件？

　首先，知觉性融合。即：①双眼视野要重合。②双眼所见物像大小、形状、明暗、颜色必须相似或一致。③同一物像在双眼视网膜上的成像位置要存在正常的对应关系。④大脑中枢发育正常，能将同时来自双眼视网膜对应点的两个影像重叠融合在一起。

　其次，运动性融合。当外界影像落在两眼视网膜非对应点上（看远、看近时）时，大脑视中枢具备指挥眼球定位运动（同向运动、调节、集合与分开）的能力，可以将影像重新调整到两眼视网膜的正确位置上。

什么是双眼视功能异常？

　产生双眼视功能必备条件中任一环节出现故障，都有可能出现双眼视异常。通常我们将双眼视异常分为斜视、弱视性双眼视异常和非斜视性双眼视异常。

　尤其在电子产品盛行的当下，非斜视性双眼视异常的发病率呈不断上升趋势。尽管发病率高，但非斜视性双眼视异常的治愈率也很高，可以达到90%。有时候孩子学习不好，家长把原因归结为学习态度问题，这是片面的观点，也有可能孩子存在双眼视功能异常而影响了学习。

  如何发现孩子存在双眼视功能异常？

　儿童的适应能力比较强，他们往往没有特殊的主诉和症状，即使出现视功能问题，他们对症状的描述能力也很差。但如果仔细观察，家长会发现孩子经常揉搓眼睛，不喜欢近距离阅读、写字等。一旦发现这些问题，就要考虑孩子是否存在双眼视功能异常了。

总之，双眼视功能异常在临床上症状表现多样，在对症治疗无效的情况下，对双眼视功能检查和训练是十分必要的。

（许　琰）

　　　　孩子视力 1.0 并不能说明孩子的眼部状况就很好。如果孩子经常揉眼睛，且总说眼睛刺痛、看不清字等，家长一定要引起高度重视，有可能是孩子的双眼视功能出现了问题，一定要及时带孩子前往正规眼科医院就诊，通过视功能训练等方式帮助孩子守护视觉健康。

第二章
中青年常见眼病预防宝典

眼睛干涩不适？小心干眼症毁眼睛

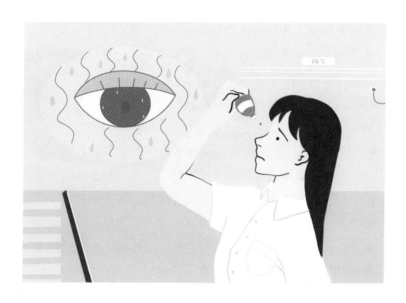

 大眼仔门诊

最近总觉得眼睛干涩疲劳、又痒又累，每天都要靠滴眼药水来维持。

 专家解惑

这应该是患上了干眼症。干眼症可以说是一种眼科现代病。改善生活习惯之后，一般轻度的干眼症可以不治而愈。

如何改善生活习惯呢？

　　首先，要减少看电视、看电脑和看手机的时间，每次不要超过 30 分钟。在看电视、看电脑时，尽量向下俯视 15° 左右，会使睑裂处于最合适的开合状态。

　　其次，减少空调的使用时间，以减少泪液蒸发。如一定要开空调，请尽量打开加湿器，维持房间湿度。

　　第三，每天使用微微温热的毛巾热敷眼部 10~15 分钟。

　　第四，要减少不必要的抗生素滴眼液及所谓的"网红"滴眼液的使用，避免眼表损伤而加重干眼。

　　第五，要减少熬夜，并增加适量的居家体育活动。

　　第六，要避免主动和被动吸烟，并注意家庭卫生，避免眼部螨虫感染。

 疫情期间，如何在家初步判断自己是否有干眼症？

　　疫情期间，大家可以在家里先做一项简单的干眼症自我诊断，自查是否出现以下症状，如果是，那应该是患上干眼症了。

　　首先，眼睛经常出现干涩感、烧灼感、异物感、畏光或视力波动等情况。

　　其次，洗澡后，容易出现眼睛明显发红并伴有刺激感。

　　第三，起床后，眼睛分泌物增多和异物感，半小时内一般会逐渐自行缓解。

　　第四，除眼部外，口、鼻和咽喉也有干涩感。

（赵立全）

 主编点睛

　　当发现除了眼干涩，还伴有视力下降、明显眼痛、睁不开眼或出现大量分泌物之时，应立即前往医院就诊，以免错过最佳治疗时机。

疫情期间，干眼症"找上门"该怎么办

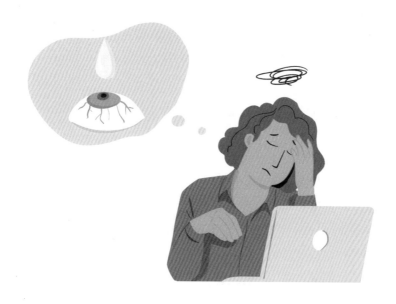

 大眼仔门诊

疫情期间，由于宅在家中频繁刷手机，患上了干眼症，但是又不能随时出去，该怎么办？

 专家解惑

干眼是眼科最常见疾病，也是目前全球范围的流行病，其全球发病率达16%~21%，中国发病率更是高达21%~30%。也就是说，我国每4个人中就有1个干眼症患者。干眼的高发与电子产品的广泛使用、环境污染、熬夜、焦虑抑郁、人口老龄化等诸多原因有关。

疫情期间，防控形势严峻，绝大多数人只能宅在家中频繁地刷手机，不仅焦虑，而且生活节律出现异常，所以就很容易引发干眼症。

疫情期间居家如何预防干眼症呢？

首先，要控制危险因素。

（1）保证良好的作息。疫情期间"隔离政策"让大家处于情绪紧绷状态中，致使许多人作息时间紊乱而导致内分泌出现紊乱，这可能会加重干眼症的发病和原有干眼病情加重。因此，调整合理的作息时间有助于干眼的控制。

（2）要改善居家环境。居家隔离时家中人口密度较大，容易造成一定程度的空气污染，故室内建议使用空气净化器和加湿器，并做好定时通风，以改善空气质量，预防干眼的发生。

（3）适时佩戴护目镜。新冠病毒可能通过飞沫或气溶胶传播，而干眼患者本身眼表就处于亚健康状态，所以如果乘坐电梯或前往医院、超市等空气欠流通场所，建议可佩戴护目镜。

此外，疫情期间非常注重公共场所和家中的消毒，但应避免消毒剂（如84消毒液和酒精等）接触到眼睛，在家中消毒时可佩戴护目镜，消毒后注意环境通风。如不慎有消毒剂进入眼内，应立即用大量洁净的水冲洗眼睛，严重者应立即前往医院就诊。

其次，要改善生活习惯。

（1）合理膳食。膳食结构要合理搭配，多食蔬菜、水果，少吃重油、重辣、重口味食品，少喝茶、咖啡及碳酸饮料。多饮水，适当食用牛奶、蜂蜜有助于预防干眼症。

（2）健康用眼。健康使用视频终端产品，避免频繁刷手机，记住20-20-20原则，即阅读书写看手机及电脑等20分钟后，要抬头眺望20英尺（6米外）远方至少20秒以上。休息期间还可以练习完全眨眼，即轻闭眼2秒 - 紧闭眼2秒 - 睁眼2秒，如此为一个循环，做15~20个循环。这些方法都能很好地改善干眼症状。

第三，做好身心管理。

（1）放松心情，每天定时读取权威媒体信息，以减少对负面信息的吸收。尽量阅读纸质书籍，结合居家办公，分散对疫情的过度关注，避免情绪紧张、焦虑而加重干眼。

（2）适当运动。居家适当运动，可做瑜伽、八段锦等，促进血液循环和新陈代谢，平衡身心，改善干眼症状。

患干眼症后，如何护理?

首先，可做眼部热敷。热敷可促进睑板腺、泪腺功能，改善睑板腺脂质质量。可使用一次性发热眼罩或热毛巾，闭眼热敷 10~15 分钟，温度维持在 40~45 ℃为最佳。一般建议每天 1~2 次，坚持 2~4 周。

其次，可做眼睑按摩。主要适用于睑板腺功能障碍的干眼患者，可以在热敷后进行按摩，帮助睑脂排出。按摩前洗净双手，一手示指指腹往外牵拉外眼角，另一手示指指腹自眉弓处向睫毛根部垂直方向按摩上眼睑，从内眼角往外眼角逐步推进。下眼睑自下往睫毛方向按摩，方法同上睑。每个眼睑按摩 5 遍。

第三，保持眼部清洁。跟手部清洁不一样，眼部清洁不能直接用酒精消毒液等高刺激产品。目前有眼部专用低刺激的清洁棉片，部分还具备免洗配方，主要适用于睑缘有炎症、蠕形螨感染或者油脂过多等情况。使用时应用清洁湿巾来回擦洗上下睑缘、睫毛根部。

第四，要合理使用眼药水。

如感觉眼干、有异物感时可适当使用人工泪液，如玻璃酸钠类滴眼液（建议每天 4~6 次），也可以用人工泪液凝胶（每天 1~3 次）。切记不要随便点用"网红"眼药水、消炎药或抗病毒药。

（陆玉宇）

控制危险因素、改善生活习惯、做好身心管理是疫情期间居家有效预防干眼症的"三大诀窍"，大家要记得。如果还是不小心出现了干眼症，可通过"热敷、按摩、保持眼部清洁"等进行改善。

红眼病、麦粒肿，夏日炎炎别让这两种眼病找上你

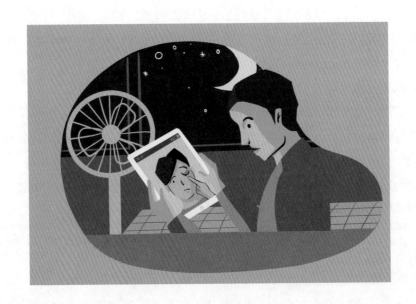

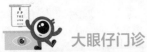 **大眼仔门诊**

一边眼睛长了颗"大豆"，红红的，导致上眼睑都变形了。

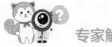 **专家解惑**

这可能是麦粒肿。麦粒肿也称睑腺炎、偷针眼，是眼皮细菌感染而导致的一种眼病，症状包括眼睑肿胀、发红和疼痛等。夏日较容易发病。生活中我们要注意手、眼卫生，要经常洗手，不要用手揉眼睛，同时还要注意饮食均衡，适当进行锻炼，以增强身体抵抗力。

出现麦粒肿后怎么办呢？

 当出现麦粒肿后，切记不可随意挤压，因为麦粒肿出现地方的血管与脑部关系密切，不当挤压可能会引发颅内感染。

一旦发现麦粒肿，及时就医，及时用药和热敷，这样才能使麦粒肿及早消退，免除手术之苦。

 麦粒肿是红，还有一种"红眼病"也是红，那如何预防"红眼病"呢？

 夏季头部容易出汗，汗水流入眼睛会刺激眼角膜，导致眼睛易发红，也就是通常说的"红眼病"。不过一般情况下红眼症状会很快消失。但是乱揉眼睛和游泳池水质不达标等都会导致红眼病。

预防红眼病有以下几种方法。

（1）养成良好的个人卫生习惯，勤剪指甲，饭前便后要洗手，严禁用脏手揉眼睛。

（2）在疫情或其他疾病流行期，使用公用水龙头、电梯扶手、门把手、电话、用具、玩具等要注意消毒。接触电脑键盘后更是要洗手，切忌揉眼、搓脸，尤其是使用公共键盘者。

（3）不要与别人共用毛巾或个人卫生用品，要用流动水洗脸和手。不接触患者用过的洗脸用具、手帕及治疗使用过的医疗器具。

（4）不要与他人共用眼部药物、眼部化妆品和其他可能接触眼部的药品或用品。不采用集体滴眼药的方式预防眼病。

（5）保持良好的个人卫生习惯，触摸眼睛前后要彻底洗手，不要用手触摸眼睛。

（薛文文　朱晓宇）

 麦粒肿、红眼病是常见眼疾病，你可能一不小心就会和它们搭上"缘分"。所以在平时生活中一定要注意用眼习惯和个人卫生。

眼前有飞蚊、闪光？小心视网膜脱离

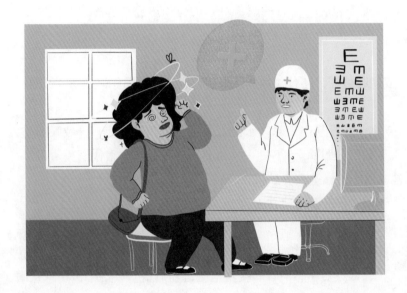

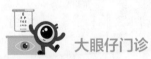

大眼仔门诊

最近眼前有大量"黑影"出现，还有持续闪光等现象，已经严重影响到了正常生活。

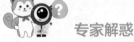

专家解惑

这种情况有可能是视网膜脱离，需要仔细排查。视网膜脱离是一种严重的致盲性眼病，是指视网膜的神经上皮层与色素上皮层分离，导致两层之间形成了"间隙"。

视网膜脱离后会无法感知光刺激，导致看到图像不完整或全部缺失，严重影响患者的生活。

视网膜脱离的高发人群主要包括哪两类呢？

首先，近视眼患者。近视眼患者易产生玻璃体变性及后脱离，且周边视网膜有易变性，又有玻璃体视网膜牵引，所以很容易导致视网膜脱离。

其次，中老年人群体。随着年龄的增加，出现玻璃体变性和液化的概率也会相应增加，且会伴有视网膜质量下降，所以容易发生视网膜脱离。

视网膜脱离发病时会有哪些症状呢？

视网膜脱离在发病时常常会有一些临床症状，比如飞蚊与闪光，尤其在近视患者特别是高度近视患者中容易出现。此外，还会出现中心视力下降、视物变形、视野缺损等症状，如果突然出现眼前大量黑影和某一方位持续闪光，应警惕视网膜脱离的可能。

视网膜脱离如何治疗？

如有上述飞蚊和闪光、视力下降、视物变形、视野缺损、出现黑影等症状，一定要及时到医院做眼底散瞳检查查明原因，千万不要随意点眼药水后"不予理睬"，以免视网膜脱离时间太长而造成视网膜复位困难或视网膜复位后视力不能恢复的缺憾。

总之，只要及时、规范地治疗，视网膜脱离大多数都能"复位"，患者可重拾良好视力。

（童晓维）

主 编 点 睛

　　视网膜脱离是一种严重的致盲性眼病，近视群体和中老年人群体是视网膜脱离的高发人群。如出现飞蚊和闪光、视力下降、视物变形、视野缺损、出现黑影等症状，一定要及时到医院做眼底散瞳检查查明原因，以避免耽误最佳治疗时机而造成视力不能恢复的遗憾。

夏天开车为何需要佩戴太阳镜

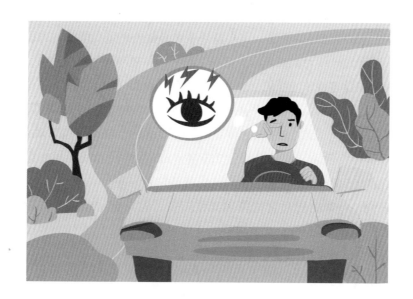

 大眼仔门诊

夏日炎炎，开车经常出现视力不稳定现象，有时候看着车总觉得静止不动，有时候看不清路牌，这是怎么回事？

 专家解惑

可能是"眼疲劳"在作祟。眼疲劳常常表现为眼睛干涩、异物感、畏光、疲惫，甚至流泪等。夏天温度日照较高，眼睛最怕的就是紫外线带来的伤害，因为强烈的紫外线照射容易产生各种眼科疾病。

与开车有关的眼疾病主要是慢性伤害，是由于长年暴露在充满紫外线的环境下没有做好防护造成的。紫外线容易造成的眼睛问题主要是黄斑变性、白内障，以及眼表疾病（如翼状胬肉和干眼症、慢性结膜炎、角膜损伤等）。因为眼睛是最直接接受紫外线的部位，"不防护"或者"不当防护"，眼表都有可能成为首当其冲的"受伤"部位。

在夏天开车时应该如何保护自己的眼睛呢？

首先，佩戴合适的墨镜、偏光镜是非常必要的。戴太阳镜一方面是为了过滤紫外线，减轻紫外线对眼睛角膜、结膜、晶状体和视网膜带来的伤害，另一方面是为防止强光以及各种眩光照射，创造一个温和的视野环境。当然，在选择太阳镜时也是需要"用心"的，不能只关注式样，而忽略太阳镜本身的质量问题。

购买太阳镜时一定要选择标有防 UV 功能的镜片。对太阳镜来说，UV 指数也就是滤除紫外线效果，应该是消除 280~400 nm 这波段光线。目前绝大多数太阳镜 UV 指数在 96%~98%，深色镜片比浅色镜片要好些。

一般来说，开车时更适合选择偏光太阳镜，除具有防碎、防磨等特殊功效外，偏光太阳镜能滤除 99% 以上刺眼的乱反射光和 98% 的紫外线，让眼睛感觉更加清晰舒适，不易产生疲劳。对于本身患有近视或散光的患者，可定制有合适度数的变色镜或染色镜来佩戴。

其次，保持充足的睡眠，是消除眼睛疲倦的有利条件。所以在夏天开车前，一定要注意保持充足的睡眠。

总之，开车也是一种生活和工作方式，但在开车时也要注意保护眼睛，确保拥有良好的视觉环境，保证行驶安全。

（童晓维）

夏天开车时容易用眼疲劳，佩戴合适的墨镜、偏光镜保护眼睛以保证驾驶安全是非常必要的。一般来说，开车时更适合选择偏光太阳镜，除具有防碎、防磨等特殊功效外，偏光太阳镜能滤除 99% 以上刺眼的乱反射光和 98% 的紫外线，让眼睛感觉更加清晰舒适，不易产生疲劳。

第三章

老年人常见眼病预防宝典

视力下降、视物变形，当心不是白内障而是黄斑裂孔

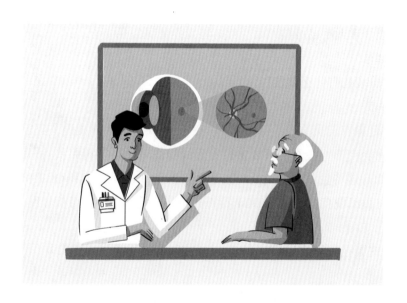

 大眼仔门诊

爷爷视力不好去医院就诊，本来以为是因为年纪大患上了白内障，但经过检查后被确诊为"黄斑裂孔"。

 专家解惑

每个人的眼睛都有"黄斑"这个结构。如果说人眼是一部照相机，那么视网

膜就是照相机的底片。在这个底片的正当中有一个区域因为富含叶黄素而外观呈黄色，被称之为"黄斑"。

黄斑是视网膜光最敏锐部位，平时我们所说的视力就是黄斑中心视力，"黄斑"这个眼睛结构也让我们看到了五彩缤纷的世界。因此，如果黄斑发生病变，一定会影响视力与色觉。

黄斑裂孔是指黄斑区视网膜裂孔，由于各种原因造成的黄斑区视网膜组织完全缺损，称为全层黄斑孔，如部分缺损，则称为板层黄斑孔。

随着年龄的增加，玻璃体浓缩、凝聚，玻璃体后界面与视网膜表面发生不同程度的后脱离。在脱离的过程中，由于在黄斑区域两者结合十分紧密，局部玻璃体黄斑牵拉，导致粘连的视网膜组织被撕脱下来，就形成了黄斑裂孔。因年龄造成的黄斑裂孔常无明确可循原因，称为特发性黄斑裂孔。

黄斑裂孔有什么症状？

一旦患有黄斑裂孔，随着疾病的进展，视力会明显减退，眼前中央出现黑影，视物会变形（在看门框或窗户等直线物体时线条呈扭曲状），并伴有色觉减退等。如有这些症状，就要及时就医了。医生通过眼底镜和 OCT 检查可以确诊是否患有黄斑裂孔。尤其是 OCT 检查，黄斑裂孔的大小和患病程度一目了然。

黄斑裂孔如何治疗呢？

黄斑裂孔目前通过超微创眼底手术，可以安全、有效地封闭绝大多数裂孔，同时达到提高视力的效果。当然，术后视力情况取决于患者病程长短、黄斑裂孔大小等。因此，黄斑裂孔患者要尽早接受手术治疗，以达到满意的治疗效果。

目前，微创玻璃体手术是采用 25 G 或 27 G，通过 3 个直径不到 1 mm 的小孔进行，一般 30 分钟即可完成手术。手术采用局部麻醉进行，术中无痛感。具体的手术方法主要为玻璃体切除术，切除黄斑区粘连的玻璃体，解除玻璃体与黄斑牵拉，同时撕除裂孔周围的视网膜内界膜，封闭裂孔。手术中有可能在玻璃体腔内填充气体，通过气泡的顶压作用促进裂孔愈合。如果患者有合并白内障，可联合超声乳化白内障手术，植入合适的人工晶状体，以达到术后视力更令人满意的效果。

如手术中填充了气体，患者一般需要1~3天保持俯卧位，极少数患者会出现一过性眼压增高，这时需要暂时对症处理。术后要遵照医嘱定期复查眼压等。

目前，黄斑裂孔手术进入了微创时代，通过手术治疗，裂孔封闭率达到90%以上。当然，手术成功率与术后视力恢复情况主要取决于病程长短、裂孔大小和手术医生的手术技巧。

黄斑裂孔手术成功与否的标准是裂孔闭合，孔缘没有翘起和水肿现象。尽管通过临床大量的病例观察，大多数黄斑裂孔患者术后视力都有不同程度的提高，部分患者视力可以恢复到0.5以上，少数甚至达到0.8，但视力提高与否不是手术成功的主要标准，而是裂孔是否闭合，孔缘是否有翘起和水肿现象。

（李　勇）

老年人出现视力下降、视物变形症状有可能不是白内障而是黄斑裂孔。黄斑裂孔目前可以通过超微创眼底手术，安全、有效地封闭绝大多数裂孔，同时达到提高视力的效果。需要特别注意的是，视力提高与否不是黄斑裂孔手术成功的主要标准，而是黄斑裂孔是否闭合，孔缘是否有翘起和水肿现象，所以手术后定期复查很重要。

白内障患者在生活中如何进行保养

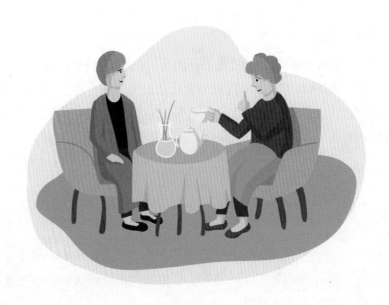

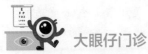

大眼仔门诊

奶奶患上了白内障，平时在生活中如何保养?

专家解惑

白内障是常见主要致盲性眼病。白内障病因和种类是较多的，常见的白内障有老年性白内障、先天性白内障、外伤性白内障、代谢性白内障、辐射性白内障、中毒性白内障和并发性白内障等。患有白内障不仅要重视科学治疗，日常的保养也不可忽视。

日常如何保养呢？

首先，要注意用眼卫生，不要用手揉眼睛，不要用不洁手帕、毛巾擦眼或洗眼。长时间用眼或者长时间近距离阅读，要注意适当放松眼部。久坐者应每隔 1 小时起身活动 10 分钟左右，且眼睛向远处眺望，最好看看绿色植物。注意睡眠要充足，才能缓解和消除疲劳。

其次，老年人由于晶状体弹性减退、睫状肌调节力减弱，看书或写字时间长会引起眼胀痛，甚至头痛等不适。所以要适当控制阅读和看电视时间，每隔 1 小时可以到户外活动或闭眼休息，在光线较暗或较差时，不要阅读。

第三，要控制其他全身疾病。糖尿病最容易引发白内障，患者朋友要及时有效地控制血糖，以防止病情进一步加深。

第四，食用有营养的食物也可延缓病情发展。平时可多食用含丰富的蛋白质，钙，微量元素和维生素 A、B、C、D 等食物。另外，多食鱼类，对保护视力很有帮助。

第五，保持舒畅的心情和陶冶情操也是保养的最好方法。如培养自己对养花、养鸟、养金鱼的兴趣来陶冶情操；多与年轻人交谈，能分散对不愉快事情的注意力，激起旺盛的生活热情，能起到延缓病情进展的作用。

（陶津华）

白内障是常见主要致盲性眼病。白内障患者在平时生活中要时刻注意保养，以防病情加重。可以通过注意用眼卫生、控制用眼时间、控制其他全身疾病、合理膳食、保持情绪稳定和心情舒畅等方式来保养。

第四章

糖尿病视网膜病变预防宝典

除了控糖，"糖友"还要定期查眼底

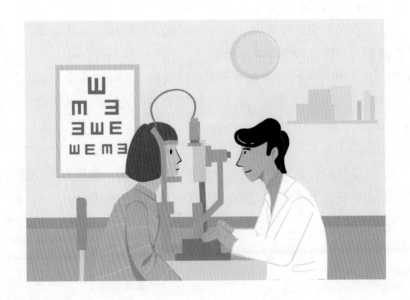

 大眼仔门诊

奶奶今年 62 岁，患糖尿病 10 年了，一直口服降糖药治疗，去年眼底检查发现其视网膜有出血现象，被诊断为糖尿病视网膜病变。

 专家解惑

糖尿病患者可能引起的糖尿病眼部并发症类型主要有屈光状态改变、青光眼、糖尿病视网膜病变、糖尿病性白内障。其中，糖尿病视网膜病变伤害最大，会直接影响到视功能的损伤，甚至导致失明。早诊断、早发现、早治疗能有效控制糖尿病视网膜病变的发展。

人们常常对糖尿病视网膜病变的重视程度严重不足。据不完全统计，30%~50% 的糖尿病患者从来不去医院做眼科检查，每年定期进行眼科检查的糖尿病患者也不足 10%。在我国，视网膜病变在糖尿病患者人群中患病率高达24.7%~37.5%。因为缺乏对眼病的认识，糖尿病视网膜病变患者常常就诊比较晚，从而导致错失最佳治疗时机而最终致盲。

 怎样才能及时知道自己是否患了糖尿病视网膜病变?

 定期进行眼底检查非常重要。糖尿病患者应至少每年到医院眼科或具有检查能力的社区卫生服务中心拍摄一次彩色眼底照片。医生基本可以通过彩色眼底照片判断患者视网膜是否已经有病变并进行分级，然后合理安排随访和治疗，避免患者错过最佳治疗时机。

（童晓维）

 主编点睛

由于糖尿病视网膜病变早期无明显症状，不少糖尿病患者直到出现视力下降才引起注意，常常错过最佳治疗时机，这是非常不可取的。糖尿病患者应至少每年到医院眼科或具有检查能力的社区卫生服务中心拍摄一次彩色眼底照片，让医生通过彩色眼底照片判断是否有糖尿病眼部并发症，比如视网膜是否已出现病变等，从而采取下一步的治疗措施。

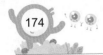

糖尿病眼病如何预防

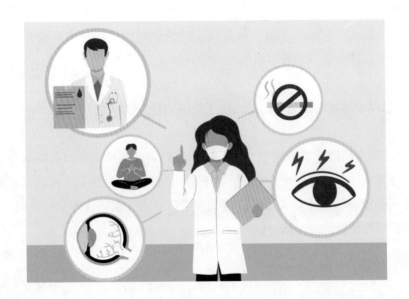

 大眼仔门诊

糖尿病往往会导致许多眼部并发症，那么糖尿病眼病应该如何预防呢？

 专家解惑

　　糖尿病患者的高血糖状态会影响眼底的微小动脉和毛细血管，导致糖尿病视网膜病变，这是糖尿病患者最常见的眼部异常。除此之外，糖尿病病程、血压等全身因素及吸烟等也是视网膜病变发生和发展的危险因素。糖尿病眼病会严重影响患者的生活质量，并可导致"糖性近视"、青光眼、白内障等多种疾病。

糖尿病患者在平时应如何预防糖尿病眼病的发生呢?

首先,定期检查。糖尿病患者要定期做眼底检查,监测眼压,要早期诊断、早期治疗,才能有助于病情的控制。建议每 1~2 年检查 1 次眼底,发现糖尿病视网膜病变后,应每 6~12 个月做 1 次眼底检查。

其次,进行严格正规的内科治疗。将血糖水平控制在正常范围内,才可以有效地降低或延缓糖尿病视网膜病变的发生和发展。

第三,增加运动但不要过激。糖尿病患者不适合做剧烈运动,尽量做柔和运动,以免诱发眼底出血,对眼睛造成不必要的损害,如果已经并发视网膜病变,则要尽量避免运动。

第四,戒烟。

第五,不要用眼过度。

总之,当血糖增高时,葡萄糖会携带过多水分迅速"搬"入晶状体,造成晶状体"变胖",屈光度改变,导致一过性视物模糊。血糖波动较大者,一天内看东西有时清楚、有时模糊。糖尿病患者如果出现以上症状,或突然看东西大小发生变化,比如直的变弯的、颜色偏暗或偏黄,或是眼前有闪光感和固定黑影等,要尽快到眼科就诊。

(童晓维)

 糖尿病患者预防糖尿病眼病要注意定期检查、严格控制血糖、适量运动、不吸烟同时要合理用眼。有一点要切记,如果患有视网膜病变,要尽量避免运动。

当糖尿病遇上青光眼，怎么办

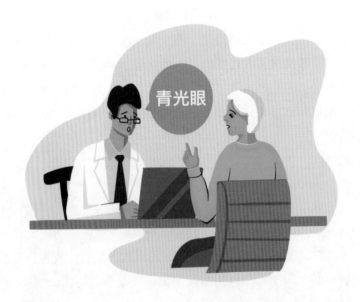

 大眼仔门诊

　　奶奶患糖尿病多年，前段时间突然说眼睛看不清楚东西，医生诊断是患上了青光眼。

 专家解惑

　　众所周知，糖尿病并发症主要有大血管病变（高血压、心脑血管意外和下肢血管病变）、微血管病变（糖尿病视网膜病变、糖尿病肾病）、神经病变等。

　　糖尿病与青光眼之间的关系错综复杂，青光眼发病原因也各不相同。糖尿病容易引起开角型青光眼，也称慢性单纯性青光眼。糖尿病患者血液循环障碍可导致发生正常眼压性青光眼。在高血糖状态下，眼晶状体肿胀，导致眼压升高，进而引起继发性闭角型青光眼。最严重的是糖尿病引起的视网膜缺血和缺氧会导致新生血管性青光眼。

所以，糖尿病患者必须定期至眼科医院做眼底检查。2 型糖尿病以及 5 年以上 1 型糖尿病患者，每年应做 1 次眼科检查。糖尿病眼部并发症的发生与糖尿病病程和血糖控制程度有关，良好的血糖控制可以延缓糖尿病视网膜病变的发展和阻止新生血管性青光眼的发生。所以，糖尿病引起的青光眼，其治疗根本在于早期有效控制糖尿病及长期的眼科随访。

（唐文丽）

科学研究发现，糖尿病患者的青光眼发病率较非糖尿病人群高出 3 倍。糖尿病容易引起开角型青光眼、正常眼压性青光眼、继发性闭角型青光眼、新生血管性青光眼，所以糖尿病患者必须定期至眼科医院做眼底检查。良好的血糖控制可以延缓糖尿病视网膜病变的发展和阻止新生血管性青光眼的发生。

不做"糖长老"

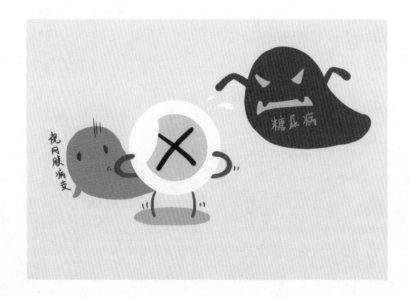

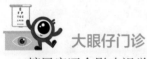 大眼仔门诊

糖尿病还会影响视觉健康？

 专家解惑

除了死亡，没有什么比失去光明更痛苦的了。如果患上糖尿病就意味着必须要预防糖尿病引起的眼部损害及视觉健康。糖尿病和视觉健康有着非常紧密的因果关系。糖尿病视网膜病变是糖尿病并发较为严重的眼部疾病。

糖尿病视网膜病变属于糖尿病微血管病变，分为非增殖期和增殖期。

非增殖期眼底局部微血管的异常会造成微循环屏障的破坏，因而糖尿病视觉伤害并非一朝一夕而来，其特殊的慢性病损害隐匿而漫长，逐渐消耗对其的警

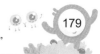
觉，不经意间会埋下日后掠走光明的祸根。

所以，早期除了严格控制血糖、血压、血脂外，中医、中西医结合干预也有助于延缓血屏障的损害，减少终末端失明的并发症。经典的桃红四物汤、血府逐瘀汤、补阳还五汤可以极大地改善患者的微循环状态，动物实验验证了其在抑制氧化应激、细胞凋亡、炎症、血管新生等层叠效应中的作用。此外，单药活性研究表明红芪多糖、石斛多糖、川芎嗪、葛根素、青蒿琥酯、枸杞多糖等均有助于抑制糖尿病视网膜病变进程中的各相关环节。

糖尿病视网膜病变进入增殖前期/增殖期后如何治疗？

首先，注射抑制新生血管增生药物。当糖尿病视网膜病变进入增殖前期/增殖期时，眼内注射抑制新生血管增生药物是现阶段医疗手段之一，能争取到彻底控制病情的时间和机会。

糖尿病视网膜病变的另一类型——黄斑水肿，这是一种较早损及视力的并发症，水肿隆起的黄斑区会导致视力下降和视物变形。目前，立竿见影的治疗依然是依赖成本较高的眼内药物注射。持续而顽固的复发始终会困扰患者，临床医生通过中、西药物辅助，以及补充黄斑格栅样激光来降低黄斑水肿的复发概率。

抗新生血管药物的上市，在眼科具有划时代的意义。虽然增殖前期持续、定期的注射会给眼底微血管病患带来摆脱失明的希望，但昂贵的医疗费用也会给患者带来极大的经济负担。

其次，进行激光。在增殖前期，医生通过激光对血管闭塞区域进行全面充分的干预，减少视网膜的血氧需求，抑制活跃的新生血管增生，可以让患者用最低的成本有效中断并发症进程，所以需要患者配合医生完成整个4~5周的疗程。如眼底病变已部分进入增殖期，虽然激光依然是有效措施，但在完成激光过程中，活跃的新生血管很容易并发出血，导致视力暂时或持续下降。

第三，玻璃体手术。如果疏忽了自我管理或因"讳疾忌医"错过了最佳预防期，将会遭受到视觉损害。此时，医生依然会采用玻璃体手术方式来清除玻璃体腔的积血，解除增殖的纤维膜对视网膜的次生伤害，从而平复脱离的视网膜，尽最大可能挽回残存的视力。

第四，自我管理。视觉健康预防重于治疗。糖尿病患者应严格控制好自己的血糖、血压和血脂，不要抱有侥幸心理。要定期前往医院接受检查，接受眼科医生制订的防治方案。

（缪晚虹）

糖尿病和视觉健康有着非常紧密的因果关系，一旦罹患糖尿病，就有极大可能引起眼部损害，危及视觉健康，比如会并发糖尿病视网膜病变等，严重影响视觉健康。所以，为了您的眼健康，请远离"糖长老"。

第五章
高度近视预防宝典

高度近视的世界，就是这么残酷

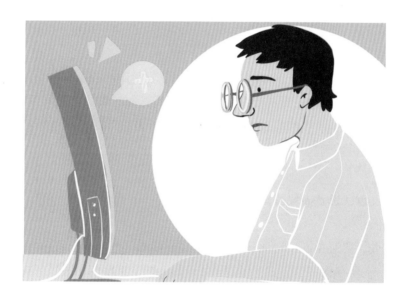

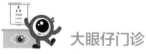

大眼仔门诊

近来工作压力大，视力也直线下降，是不是已经变成高度近视了？

专家解惑

高度近视是指在调节静止的状态下，平行光线经眼球屈光系统后聚焦于视网膜之前，无法在视网膜上形成清晰的物像，屈光度为 −6.0 D（D 指屈光度）及以上的近视眼。一般症状表现为远视力下降、集合减弱，可能还伴有眼位外斜或外隐斜、视疲劳、眼球突出、前房较深等。

 为什么高度近视很危险？

 眼球类似于一个球体，而这个球体的前后直径称为"眼轴"，俗称眼睛长度。正常成人的眼轴长度为 23.5 mm 左右，随着近视的发展，眼轴逐渐被拉长，1 mm 眼轴的增长，差不多可导致 300 度近视的增加，眼轴过长，眼球壁就会变薄，就像吹气球一样，气球越大，球壁就会越薄，就越容易发生危险。随着近视程度的加深，眼轴日益延长，导致视网膜和脉络膜萎缩、视盘变形。当眼轴长度大于 27 mm 时，视网膜球壁会变薄，眼底病发生率将大大增加。

高度近视非常容易引起一系列致盲性眼病，常见眼底改变有豹纹状眼底、后巩膜葡萄肿、漆裂纹等，此外易并发严重眼底病，如玻璃体变性（飞蚊症）、视网膜裂孔(最常见)、视网膜脱离、黄斑病变、青光眼等，且高度近视还具有一定的遗传倾向。

 高度近视患者需要特别注意哪些？

首先，要避免剧烈运动，避免外力撞击眼部。

其次，不要在昏暗的环境下使用电子产品，减少近距离用眼。

第三，多补充维生素、叶黄素等。

第四，要定期检查眼底情况，若发现视力突然下降，或眼前有闪光感、黑影遮挡等，要及时就医。

（赵立全）

近视的朋友不要觉得自己已经患近视了就"任其发展"，当近视发展到一定程度时会演变成为高度近视，而高度近视非常容易引起玻璃体变性（飞蚊症）、视网膜裂孔（最常见）、视网膜脱离、黄斑病变、青光眼等一系列致盲性眼病。所以，一定要非常重视。平时应多关注自己的眼健康，在工作生活中要养成良好的用眼习惯，同时还要定期做眼部检查，及时发现异常，及时就医。

高度近视护眼小技巧

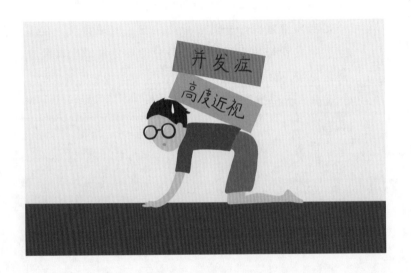

 大眼仔门诊

已是高度近视患者，有什么防治小妙招吗？

 专家解惑

当近视度数超过 600 度时，就被称为"高度近视"。随着近视度数的不断加深，眼球逐渐扩张，眼底各层组织变薄，会对视功能造成严重威胁。也就是说，当近视发展为高度近视时，可能会致盲。

 高度近视是如何发生的呢？

 高度近视诱发因素有很多种，可能是遗传因素、环境因素和生活习惯等共同作用所致。经常使用电脑、手机等电子屏幕类产品，以及减少户外活动时间，是近年来近视发病率急剧增高的主要原因。

高度近视患者所面临的终极问题不是度数矫正，而是由此导致的许多眼底病并发症。无论哪种近视手术矫正，只能提高视力，无法改变眼底病变。也就是说，近视患者术后仍要坚持每年接受眼底检查，以免贻误病情。

高度近视眼底病的发展与年龄密切相关，严重并发症好发于 40 岁以上人群。因此，高度近视患者每年要做眼底检查，平时也要密切关注双眼视力的变化，若出现视物变形、眼前黑影、眼球轻度震颤等症状，应立即到医院就诊。

 高度近视患者工作生活中如何护眼？

 （1）要控制手机、电脑等电子设备的使用时间。在使用期间，应每 30 分钟让眼睛放松（休息）5~10 分钟。

（2）避免情绪过度激动。

（3）不宜参加剧烈运动，要防止猛烈冲撞或震动对眼部的影响。尽量选择游泳、行走等缓和的运动方式。

（4）注意补充维生素 A、维生素 D 及矿物质，适当补充叶黄素。

（5）尽早建立眼健康档案。每年到眼科就诊 1~2 次，若出现眼底病变，应按医嘱定期检查。

（6）每月使用 Amsler 表自行检查视力，双眼交替进行。

（朱剑锋）

 高度近视诱发因素有很多种，可能是遗传基因、环境因素和生活习惯等共同作用所导致。请牢记文中高度近视护眼 6 大"小妙招"，让眼睛远离更大伤害。

第六章
大众常见眼病预防宝典

高温酷暑中，呵护好我们的"心灵之窗"

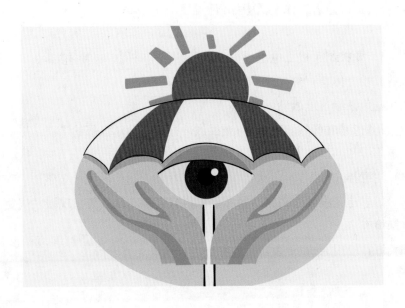

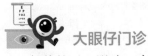 **大眼仔门诊**

好热的天！眼睛一直在流泪，还伴有畏光，这是怎么了？

 专家解惑

高温酷暑，眼睛最怕的是紫外线带来的伤害，因为强烈的紫外线照射容易产生各种眼科疾病。紫外线对眼睛的伤害分为急性和慢性。急性伤害为瞬间暴露在很强的紫外线日照下，这类伤害一般在 6 小时内就会伤害角膜，造成角膜上皮细胞脱离现象，眼睛出现疼痛、流泪、畏光、红肿、视物模糊等不适症状。慢性伤害则是由于长年暴露在充满紫外线的环境中却没有做好防护造成的。

紫外线容易造成眼睛的疾病有哪些呢？

首先，黄斑变性。黄斑变性是一类常见致盲性眼病，为黄斑区结构的衰老性改变，多发生于 45 岁以上，其患病率随年龄增长而增高，过多地暴露在紫外线等环境造成慢性的光损失，是该病重要的致病危险因素之一，临床上常有在紫外线充足的环境下生活，其原有黄斑变性疾病加重而致盲的病例。

其次，白内障。紫外线通过影响晶状体的氧化还原过程，造成晶状体代谢紊乱，导致晶状体蛋白质变性而发生混浊，形成白内障。不当的光照暴露是白内障发生、发展而致盲的重要原因。

第三，眼表疾病。过多的紫外线暴露可造成眼表疾病，比如翼状胬肉和干眼症、慢性结膜炎、角膜损伤等。

高温天，哪些人群的眼睛最易受损？

第一类，户外工作、户外运动多的人群。应避开午后高温时段的作业和锻炼，做好皮肤防晒的同时尤其要关注眼睛的防护。

第二类，开车一族。开车时，注意力高度集中，再加上强烈的阳光刺激，极易导致眼睛不适，比如突然胀痛、干涩等情况。长期开车的人群应适当备些润眼液等护眼物品，及时改善用眼环境，防止眼睛突然不适导致交通意外发生。

第三类，在空调房内工作的 IT 及白领人员。空调房内，空气湿度低于正常水平，会导致眼睛干燥，如果长时间过度用眼，眼睛会出现经常性的干涩不适，甚至发红、疼痛，造成干眼症加重。

第四类，眼部原有疾患人群。对于有眼底疾病的患者来说，高温天气更需要做好眼睛的防护，因为视网膜结构已有病理状态存在，因此对高温天气下所致的光损伤程度会有所加重。

夏季如何做好眼睛的防护?

　　高温天出门,除了做好皮肤防晒工作,还要佩戴合适的太阳镜。戴太阳镜一方面是为了过滤紫外线,减轻紫外线对眼睛角膜、结膜、晶状体和视网膜的伤害,另一方面可以避免强光及各种眩光照射,形成一个温和的视野环境。

　　除太阳镜,选择合适的润眼液也很重要。目前,除了在中老年人群中常见干眼症外,在年轻人中同样也常见。应对干眼,一是要控制用眼时间,注重休息,二是可以通过润眼液等护眼产品来改善眼睛内部环境,这样可以大大缓解干眼症状的发生。

　　对于已有黄斑变性等眼底病变的患者来说,做好日常的防护显得更为重要,可每日口服抗氧化剂、补充叶黄素等眼部营养素,这就好比在眼底上撑起一把防护伞,增加黄斑色素密度,抑制病情发展,从而保护视力。

　　除此以外,炎炎夏日,我们还要做到让自己有一个良好的作息习惯,保证睡眠和保持丰富的营养,多喝水,多吃新鲜瓜果、蔬菜等,这些对我们的眼健康都是非常有益的。

（童晓维）

主编点睛

　　高温酷暑,眼睛最容易受到紫外线带来的伤害而生各种"病"。高温天气出门除了做好皮肤防晒外,还要做好眼部的防护。可以通过佩戴太阳眼镜、使用不含防腐剂和抗生素的润眼液、保持良好的作息习惯和饮食习惯等来防护。特别值得一提的是,有眼底病变的患者每日可口服抗氧化剂、补充叶黄素等营养素来抑制病情的发展。

高温来袭，你的眼睛"蓝"受吗

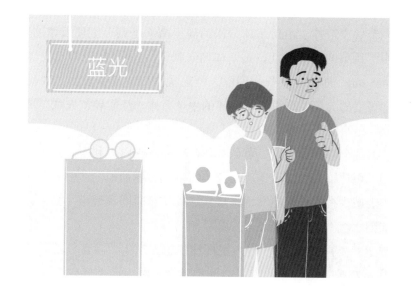

 大眼仔门诊

很多人都说防蓝光对眼睛有好处，选镜片就要选能防蓝光的，是真的吗?

 专家解惑

蓝光是自然光线的重要组成部分，是波长介于 400~500 nm 的短波长可见光。此外，发光二极管（LED）照明产品也是蓝光的主要来源，主要用于指示、装饰、背光源、普通照明，以及电脑、手机、电视显示屏等。

一般来说，光损伤与暴露时间和暴露剂量成正比，短时间非直视太阳光对人眼是安全的，但若较长时间直视太阳就会造成严重视网膜损伤。同样，蓝光在一定范围内也是安全的，但若人眼暴露在高频率、高能量的蓝光中，会对视网膜造成损伤。

适量的蓝光对人体健康有哪些好处呢?

适量的蓝光有利于人体健康,可以治疗经前抑郁、暴食症、焦虑症等,还可通过影响褪黑素的分泌来调节心率、睡眠、体温、基因表达等。主要表现在以下几点。

(1) 调节昼夜节律。由松果体分泌的褪黑激素是调节生理节律的主要激素,有促进睡眠、调节时差等功能,是"体内安眠药"。不过,褪黑素受体的敏感波段在459~485 nm,即蓝光波长。因此,睡前玩手机或平板电脑,屏幕发出的蓝光会抑制褪黑素的分泌,严重影响人体的生理节律,从而导致失眠,增加患抑郁症、乳腺癌、结直肠癌等疾病的概率。

不过,若能合理利用蓝光,可调节昼夜节律。在白天利用蓝光对褪黑素分泌的抑制作用,可让抑郁症患者不容易产生困倦感,增加他们在白天的活动量,帮助抑郁症患者减少夜晚失眠症状,形成规律的作息时间和健康生物钟,进而逐步摆脱抑郁症困扰。

(2) 捍卫"夜视力"。夜视力由视杆细胞感光产生,随着年龄的增长,视杆细胞的数量可减少30%,导致夜视力的敏感性下降,而蓝光则主要作用于视杆细胞。实验证实,若植入蓝光滤过型人工晶状体,可降低14%~25%的暗视敏感度,严重影响夜间活动。夜视力下降是影响老年人生活质量的重要因素,并使老年人摔倒的危险性增加。可见,蓝光不能随意滤除。

(3) 预防近视。目前有许多研究支持不同单色光与眼球的生长发育和屈光的变化密切相关,即长波长光聚焦在视网膜之后,能促进眼球的增长形成相对近视;而短波长光聚焦在视网膜之前,能抑制眼球的生长产生相对远视。从某种程度上说,短波长的蓝光可能会抑制近视的发生。

 通常说的蓝光危害是哪些呢?

通常所说的蓝光危害是指由波长介于400~440 nm(短波长光)的辐射照射后引起的光化学作用,会加速黄斑区细胞的氧化损伤。

不过,由欧盟颁布的IEC62471标准按照光源的注视时间对蓝光的安全进行了分级。零类产品为没有蓝光危害的光源，在短至 200 mm 的距离长时间（>10 000 秒）直视光源也不会产生危害。

一类危害指具有较小的蓝光危害，眼睛允许较长时间（100~10 000 秒）直视光源的产品，不会产生损害。需要注意的是，在室内使用这一类光源时，应尽量避免长时间注视光源。二类危害指具有较大蓝光危害的光源，要求注视时间为 0.25~100 秒。三类危害是指有严重危害的蓝光，注视时间应少于 0.25 秒。总之，只要合理选购灯具，并科学用眼，就能够有效避免蓝光对眼睛的损伤。

针对这些蓝光危害，有什么需要注意的吗？

目前，包括 LED 在内的普通照明光源，通过合理的设计，蓝光危害可以降低至无危险类或低危险类水平，可在日常生活中安全使用。如果是上述"二类危害"的产品，一般会被强制性打上"眼睛不能盯着看"的标签，大家在购买时留意即可。

另外，需要特别注意的是，对蓝光有特殊要求的人群，如婴儿、长期患糖尿病患者、某些高眼压患者，以及正在服用光敏剂药物的患者，其对蓝光的敏感性与正常人有所不同，在相对安全的光强度下可能会引起视功能损害。

（朱剑锋）

随着科技的发展，人们越来越多地接触到各种非自然界条件下的蓝光。因此，若需要长时间注视 LED、手机、电脑等屏幕时，可佩戴过滤掉波长 450 nm 以下的蓝光眼镜。另外，当室内外光线强度相差较大时，除了防蓝光以外，紫外线（UV）的防护也尤为重要，戴副防紫外线的墨镜出门也是个不错的选择。

爱吸烟的你，如何保护眼睛

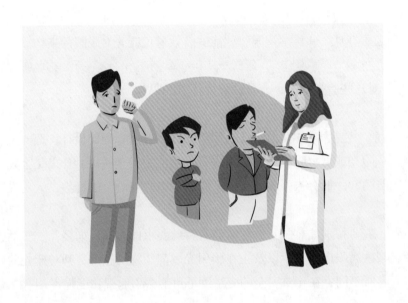

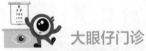 **大眼仔门诊**

吸烟有害健康，但有时候就是控制不住。生活、工作的压力一波又一波，有时候一根烟就能解千愁。这种情况下如何保护眼睛呢？

 专家解惑

吸烟对健康的危害往往使人想到呼吸系统疾病，如支气管炎、肺癌等，事实上，吸烟还会引起许多眼病，导致视力下降。

烟草中主要有害物质是醛类、烯烃类、尼古丁类、胺类等，同时还有氰化物和重金属、苯丙芘、砷、镉、甲基肼、氨基酚、其他放射性物质等，这些有害物质会损害眼组织，引起许多眼病。

首先是弱视。弱视即是矫正视力低于 0.8。吸烟导致弱视的原因，一是由于吸烟时人体吸入的氧气被消耗，致使血中氧的含量下降，而眼视网膜对缺氧格外敏感，长期下去，视神经纤维会发生变性，视网膜乳头黄斑区也会发生萎缩。二是烟草燃烧时产生的烟焦油会导致体内维生素 B_{12} 含量下降，而维生素 B_{12} 是维持视神经正常功能所必需的营养物质。在这两者共同的影响下，使得吸烟者视力下降而发生烟毒性弱视和烟毒性视神经萎缩，严重者可致失明。

其次是白内障。据医学专家调查显示，白内障患者中有 20% 与长期吸烟有关。而每天吸烟 20 支以上的人与不吸烟者相比，患白内障的可能性要高出 2 倍。

第三是青光眼。吸烟者还可引起眼压升高，这在青光眼患者中尤为明显，青光眼患者本来眼压就高，如果再吸烟，无疑是雪上加霜。

第四是视网膜中央血管栓塞。吸烟时吸入的尼古丁及一氧化碳等有害物质会使血管收缩、血小板凝集力亢进，由此导致视网膜中央血管栓塞的发生。吸烟时人体吸入的氧气被消耗，致使血中氧的含量下降，使视网膜对缺氧格外敏感，引起视网膜中央动脉阻塞、视网膜出血，加重糖尿病视网膜病。长期下去，视神经纤维会发生变性、萎缩。

第五是慢性结膜炎。吸烟时烟雾长期对结膜造成直接刺激，可引起结膜血管扩张，导致慢性结膜炎。

烟民如何保护眼睛呢？

首先，用眼时间不宜过长，一般以不超过 1 小时为宜。

其次，工作 1 小时左右后，要多看看绿叶，时间要持续 10 分钟以上。因为绿叶是一种很养眼的颜色，看到绿色，眼睛的疲劳度就会大大下降，进而会使眼睛恢复到正常状态。如果没有绿叶可看，可以眺望远方 10 分钟左右。

第三，多打乒乓球，这是最佳的方法。打乒乓球对增强睫状肌的收缩功能很有益，视力恢复较明显。打乒乓球时，眼睛以乒乓球为目标，不停地远近上下调节和运动，不断地使睫状肌放松和收缩，大大促进眼球组织的血液供应和代谢，因而可有效地改善睫状肌功能。

第四，可多做一些眼部保养运动，比如看远看近交替、看黑看白交替、眼球旋转运动等，让眼睛得到有效放松。

　　第五，可以多吃橄榄油。在橄榄油中，有一种叫羟基酪醇的天然物质，可诱导细胞内具有解毒作用的二相酶体系，从而对长期吸烟造成的视网膜色素上皮细胞氧化损伤和线粒体功能失调起到一定的缓解作用。

（罗　勤）

　　烟草中的有害物质会损害眼组织，容易引起弱视、白内障、黄斑变性等多种眼病。烟民保护眼睛要注意合理用眼、时常进行眼部放松、适量运动（如打乒乓球和眼部保养运动等），同时可以多吃一些橄榄油，这是让烟民眼睛远离伤害最直接的方法。但在这里还是呼吁大家，能不抽烟还是不要抽，为了您和家人的健康，请戒烟。

爱护你的眼，请远离这 11 个坏习惯

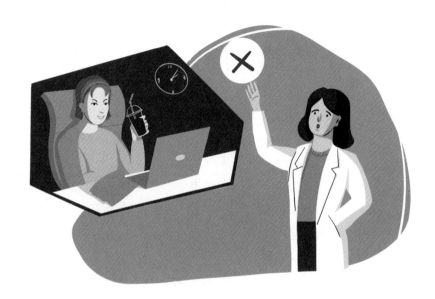

 大眼仔门诊

我是一名上班白领，每天工作压力都很大，特别担心自己的眼睛受不了，在平时的工作生活中有什么办法保护它吗？

 专家解惑

眼睛是人体活动最频繁、最为敏感的器官之一，爱护它，请远离以下 11 个坏习惯。

（1）长时间注视手机。长时间手机阅读，会导致视物模糊、眼睛干涩、恶心眩晕等，要保持每阅读 20 分钟让眼睛休息一下的习惯，或放大手机字体来避免用眼过度。

（2）夜间追剧看电视。黑暗中看任何屏幕，包括手机、电子书、电视及电脑等，都对眼睛有害。因为随着屏幕亮度的不断变化，会使眼睛也不断调节适应，久之则容易出现视疲劳、眼痛、干涩、眼红、头痛，甚至会扰乱生物钟等。如果睡前小读，记得一定要开灯。

（3）戴隐形眼镜睡觉。长时间佩戴隐形眼镜会增加感染风险，并造成不可逆的损伤。如工作需要，可白天短时间佩戴，但切记不可以晚上佩戴隐形眼镜睡觉。

（4）经常揉眼睛。大力揉眼会损伤眼睑血管，所以要克制揉眼的冲动，当眼部有异物感时，不妨试试冷敷方法。

（5）过度使用眼药水。适时、适量眼药水滴眼可以暂时缓解干眼，但过度使用会刺激眼睛。美国眼科学会（AAO）认为，非处方滴眼液除了让眼睛看起来不那么红外，实际上毫无益处，不可长期使用眼药水。

（6）乱投食。一些富含维生素 C、维生素 E、锌及 Ω-3 脂肪酸的食物，如美国眼科学会（AAO）建议的柑橘类、植物油、坚果类、全谷类、绿叶蔬菜和鱼类等，对保持眼睛健康非常重要，同时身体内足够的水分对泪液生成及保持眼睛湿润也很关键。注意不要过多摄入钠，因为高钠会导致脱水。

（7）没有使用安全的护目镜。根据美国眼科学会（AAO）数据显示，45%的眼外伤发生在家里，如接触清洁物品、热油、钉子、高温工具而受伤等。所以，虽然戴安全护目镜不那么美观，但在做家务时很有必要。

（8）滥用眼妆。睫毛膏、眼线笔、眼影、眼霜等可伤害眼睛，化妆时尽可能远离眼睑，以免堵塞睑板腺开口而引起感染。同时，眼妆使用不可超过 3 个月，因为细菌易在阴暗潮湿处滋生，例如睫毛膏等，过期使用容易引发感染。

（9）睡眠不足。睡眠不足可导致肥胖、抑郁、免疫功能下降、眼睛损伤（如抽动症、干眼、视物模糊、眼痛等）。应确保每天至少 7 小时的睡眠时间，且睡觉前要放下手机。

（10）不佩戴眼镜或太阳镜。长时间眯着眼睛看，或眼睛长时间暴露在紫外线下会容易受到损伤，所以近视患者建议佩戴眼镜。不管是否为近视患者，出门在紫外线下要佩戴太阳镜，尤其是有畏光或光过敏者，戴太阳镜可减轻强光带来的头痛、视物模糊和眼红等不适。

（11）没有定期给眼睛做个"体检"。正常情况下，眼科医生通过看患者的眼睛可发现一些毫无症状但很严重的眼疾病（如青光眼等），通过眼底检查也能看出是否患有其他眼疾病迹象（如糖尿病视网膜病变、白内障等），所以每年给自己的爱眼做一次全套检查很重要。

（陶津华）

　　不管你是小孩、中青年或老年人，都请远离以上 11 个用眼坏习惯，把这些坏习惯转换成相反的"好习惯"，爱护好我们"心灵的窗口"，才能让生活充满色彩。

异物入眼的急救指南

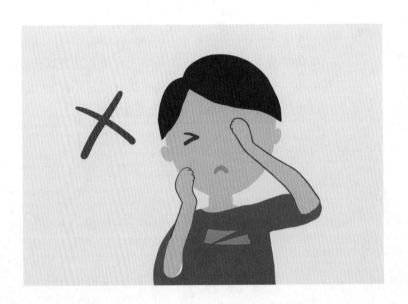

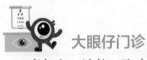

大眼仔门诊

当灰尘、沙粒、飞虫等异物入眼之后，怎样处理是正确的？

专家解惑

在日常的生活和工作中，沙粒、尘土、飞虫或其他异物进入眼内的情况时有发生。当这些异物进入眼睛后，通常会出现磨痛眼、不敢睁眼、流泪等情况，切记这时候千万不要用手揉眼睛，因为揉眼睛只会使异物更深地嵌入角膜，以致擦伤角膜上皮，从而加重疼痛感，并引起细菌感染。

我们应该怎么办?

 主要有以下几种方法。

方法一：利用泪液冲洗。异物进入眼后，可轻闭双眼。在反射性增多泪液的冲洗和轻轻的瞬目动作下，异物有时会随眼泪自行排出。

方法二：眼睛浸入生理盐水。若采用以上"方法一"无法排出异物，可将眼睛浸入洗眼液或生理盐水中并眨动，让异物"被洗出"。

方法三：翻开眼皮取出。若翻开眼皮能看到眼内的异物，可用湿棉棒将它沾出。

在这里特别需要注意的是，若眼睛在取出异物后仍有异物感，可能眼内已受到损伤，此时应前往正规眼科医院或医院眼科门诊就医。同时，可以滴含抗生素的滴眼液或眼药膏，以免发生进一步感染。在风沙天前往医院时，一定要戴上防风眼镜。

（朱剑锋）

 当异物不慎进入眼睛时，千万记得不要用手揉眼睛。可以利用泪液冲洗、将眼睛浸入生理盐水或翻开眼皮用湿棉棒取出异物，若是自己在处理后仍感觉不适、有异物感，应该及时前往医院就诊。

中医护眼的"秘密武器"

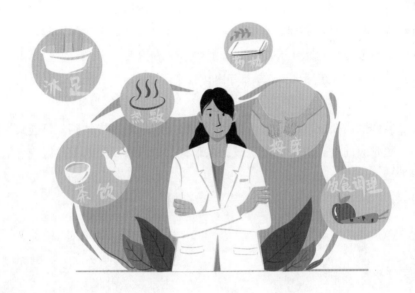

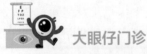 **大眼仔门诊**

听说中医护眼也很有效，主要有哪些方法呢？

 专家解惑

中医护眼还真有"秘密武器"，主要包括以下六大招。

首先，按摩法。

（1）按摩眼周穴位。眼保健操可通过按压攒竹穴、睛明穴、四白穴、太阳穴等眼周穴位，有效缓解视疲劳。

（2）熨目法。长时间用眼后可将双手摩擦搓热，用手掌熨帖双眼，反复3~5次。然后，再用手指轻轻按压眼周穴位。

(3) 拍打胆经。拍打胆经对眼睛有益。从大腿外侧根部自上而下慢慢敲打至膝盖处，再反向敲打回大腿根部。每天 1~2 次，每次敲打 2~3 分钟，敲打力度以自己感觉足够且不会造成伤害为宜。不过，夜间 23 点到凌晨 1 点不要敲。

其次，热敷法。热敷眼睛可以刺激经络和眼部周围穴位。用热毛巾敷在眼睛上，温度以 40 ℃左右为宜，时长约 10 分钟。此外，可取 9 g 甘菊、9 g 霜桑叶、3 g 薄荷、9 g 生地和 9 g 夏枯草以水煎，闭眼熏后热敷，有疏风清肝、养阴明目的作用。

第三，药枕法。可以用荞麦皮、绿豆皮、黑豆皮、决明子和菊花做成枕头，在睡觉的时候用。不过，要注意需定期更换枕内药物。

第四，茶饮法。

(1) 饮用枸杞子茶。枸杞子富含胡萝卜素、维生素 B_1、维生素 B_2、维生素 C 及钙、铁等，是养肝明目的佳品。但有外感发热者请忌用。

(2) 饮用菊花茶。菊花富含维生素 A，能养护眼睛，是中医治疗各种眼疾的良药。但脾虚便溏者请忌用。

(3) 饮用决明子茶。决明子富含维生素 A 和锌。但脾胃虚寒、气血不足、大便溏泄者不宜多服用，孕妇和月经期女性要忌服。

第五，饮食调理法。

(1) 多食维生素 A。维生素 A 可预防眼干、视力衰退、夜盲症等问题。维生素 A 的主要来源是动物肝脏，以及胡萝卜、苋菜、菠菜、韭菜、青椒、红心白薯、梨、柿子等植物性食物。

(2) 多食维生素 B。维生素 B 是视神经的营养来源之一。维生素 B_1 不足易出现眼睛疲劳，引起角膜炎等症状。芝麻、大豆、鲜奶、小麦胚芽等食物均富含维生素 B，可多食用。

第六，沐足法。中医认为，对眼睛影响很大的肾经或肝经等重要经脉，都是连接眼睛和足部的重要"通道"。足部保养可以刺激人体体内的经脉以更好地控制对眼睛的濡养。

(1) 可按摩太溪穴。太溪穴位于内踝高点和足跟与腱间的凹陷中。用拇指上下按揉该穴位 3 分钟，力度以自觉不过于酸胀为宜。

(2) 可按摩太冲穴。太冲穴位于足背第一、二跖骨结合部之间的凹陷中。可用拇指按揉 3~5 分钟，力度上以自觉中等强烈的酸胀为宜。

（邹月兰）

中医护眼有"六大招"，即按摩、热敷、药枕、茶饮、饮食调理及沐足法，眼部不适者可以选择适合自己的方法来试着缓解，必要时，可前往眼科医院中医门诊咨询，在医生的嘱咐下使用"中医妙招"护眼。

大雪纷飞，戴上滑雪镜再撒欢

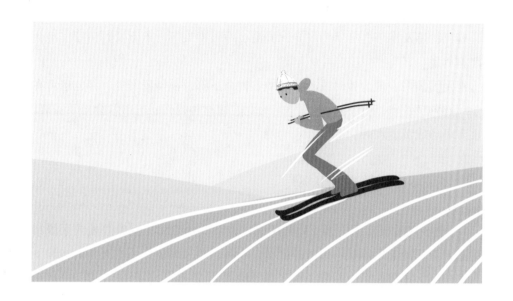

 大眼仔门诊

　　冬季在东北滑雪，会有人滑雪后眼睑红肿、结膜充血水肿，难道是过敏了吗？

 专家解惑

　　有可能是患上雪盲症了！玩雪时若没有做好正确的防护，在太阳紫外线的直接照射和经雪地反射后射入眼内，会引起眼睛角膜损伤，这就是雪盲症。

　　你可千万不能忽视雪地反射紫外线的破坏力。雪地对日光的反射率能达到近95%，直视雪地如同直视阳光！再加上滑行中冷风会对眼睛造成刺激，眼部受损是很容易的事。

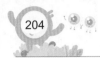

雪盲症的危害有哪些?

雪盲症是在雪地中作业造成的一种急性光源性眼病,一般会在滑雪后3~12小时发病,通常有怕光、流泪、睁不开眼或视物模糊等症状。

雪盲症可引起角膜和视网膜损伤。角膜损伤的特点是眼睑红肿、结膜充血水肿、有异物感及疼痛,症状有畏光、流泪、睁眼困难等。若不及时治疗,则会造成严重后果。

视网膜损伤表现为暂时或永久性中心视力下降及视网膜变性。部分患者在发病10分钟或数小时后恢复,但也不能因此忽视这种损伤,它常常会伤及黄斑区,严重者可形成黄斑水肿。

雪盲症有什么应对方法呢?

在出现雪盲症后,不要勉强用眼,也不要热敷,应到黑暗处或用眼罩蒙住眼睛,并用冷毛巾冰敷,以减轻症状。同时,要及时就医,在医生的指导下用药。眼角膜上皮损伤后,一般1~3天可以治愈。

值得注意的是,在角膜上皮细胞自我修复期间,患者要注意眼部卫生,不要因感染引发其他炎症。同时,患者可滴一些不含防腐剂的人工泪液,促进角膜修复。不过,千万不要往眼睛里滴入大量抗生素类滴眼液,这样会加重眼睛损伤。

患过雪盲症后再次患雪盲症,一般症状会更严重。而且,多次患雪盲症会使视力逐渐衰弱,引起长期眼疾,严重者甚至会永远失明。

滑雪或玩雪时如何保护自己的眼睛?

一定要佩戴滑雪镜。

哪种滑雪镜好?

选择合适的滑雪镜是预防雪盲症的关键。要记住选"三防"滑雪镜,即防风、防雾、防伤害。

合格的滑雪镜不仅要防紫外线对眼睛的灼伤，还要能防冷风对眼睛的刺激、内镜片不起雾，且跌倒后不会对脸部造成伤害。

选购滑雪镜时，要挑选能很好贴合脸部且材质不易碎的品种。质量较好的滑雪镜在与脸部贴合的地方有海绵垫，可以起到缓冲和防冻效果。

在选购滑雪镜时，要注意看标注。一般滑雪镜可分为 S1、S2、S3 三种级别，分别适合风雪交加或阴雨天气、复杂多云天气、晴朗天气。S1 级的滑雪镜镜面颜色比较浅，透光率较高；S3 级滑雪镜镜面颜色较深，透光率较低。

根据防雾功能，滑雪镜可分为单层镜片和双层镜片。单层镜片的滑雪镜防雾功能一般，但价格比较亲民；双层镜片的滑雪镜防雾功能良好；搭配了透气孔的双层镜片滑雪镜防雾功能最优。

对于近视的滑雪者，市面上有一种 OTG（Over The Glass）型号的滑雪镜，可以将近视镜完全罩在里面，这样，近视的滑雪者就不用担心看不清雪道了。

（汤 淳）

玩雪时为避免遇上"雪盲症"给眼睛带来不同程度的伤害，一定要做好正确的防护工作，而选择佩戴合适的滑雪镜是保护眼睛的关键。在选择滑雪镜时要用心，记住滑雪镜一定要能防风，又能防雾和防伤害，同时能贴合脸部。

游泳时，6个护眼动作你一定要知道

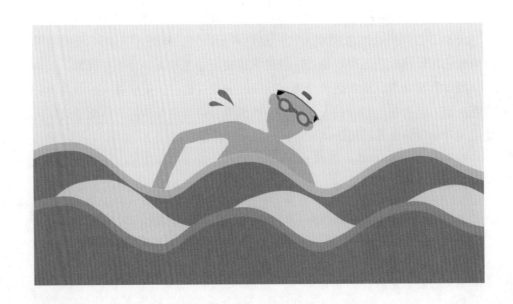

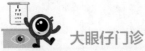

大眼仔门诊

夏天游完泳后，眼睛常常会血丝密布，有时还会出现眼睛痒、流泪等不适症状。

专家解惑

炎热夏日，游泳是最佳的既能防暑降温又能锻炼身体的方式之一。不过，泳池中一股或浓或淡的氯气味道，常常会让眼睛出现辛辣、刺激感等症状，甚至难以睁开眼睛。游完泳后，眼睛通常也会"血丝密布"，可能还会出现眼睛痒、流泪等不适。这是由于游泳池中的氯气和尿液、汗液等物质发生了化学反应，合成有害化学物质三氯胺并停留在水面上所造成。

游泳池中的人越多，被合成的这种物质也就越多，刺激性氯味也就越重。三氯胺是一种能损害人体黏膜的化学物质，当其达到高浓度时就是警用催泪瓦斯的主要成分，它主要会损害眼睛表面上的角膜和结膜上皮，长期处在这种环境中还会加重干眼等症状。

游泳时如何保护自己的眼睛呢？

首先，应尽量佩戴游泳眼镜，且选择专业的品牌防水泳镜并定期更换，以避免泳镜品质太差而渗水失效，或为防止泳镜进水"人为"过度调紧带子，导致眼压升高。眼压高常常同青光眼存在一定的联系。虽然目前研究证据提示，戴游泳眼镜并没有增加正常人群青光眼的发病率，但对已经确诊为青光眼的患者来说，增加的眼内压仍有诱导或加重视觉损害的潜在风险。

其次，切忌戴隐形眼镜游泳。戴隐形眼镜游泳会进一步增加微生物感染性眼病的发生率，对眼睛的损害也会从危害相对较轻的结膜，向危害较重的角膜发展，甚至还有可能发生阿米巴原虫感染导致严重的眼部损害，甚至失明等。

第三，游泳前先淋浴及如厕，避免在泳池中释放尿液。

第四，尽量选择资质和卫生较好的游泳馆，少去过度拥挤的游泳馆。

第五，游泳者可在游泳结束后滴用抗病毒滴眼液进行护眼，并注意避免瓶口接触眼球造成人为交叉感染；一旦游泳数天后出现明显眼红和眼内分泌物增多，应及时到医院就诊，并注意家中消毒和勤洗手。

第六，高度近视者应避免跳水等高冲击性项目。对于高度近视者来说，由于其视网膜结构相对更为脆弱，该人群因跳水发生视网膜脱离的潜在风险更高。而视网膜脱离是一种严重的致盲性眼病，一旦出现，往往预后不佳。

（朱晓宇）

游泳时，泳池里的有害物质以及错误的游泳方式都会损害眼部健康，在游泳时务必谨记文中"6个护眼小贴士"，总结起来就是：佩戴合适的游泳镜，不要戴隐形眼镜，尽量选择人少的游泳馆且如厕后下水，游泳结束后可滴一些抗病毒滴眼液进行护眼。高度近视患者切记不要高空跳水，以避免发生视网膜脱落。

"三心"防治眼底血管性疾病

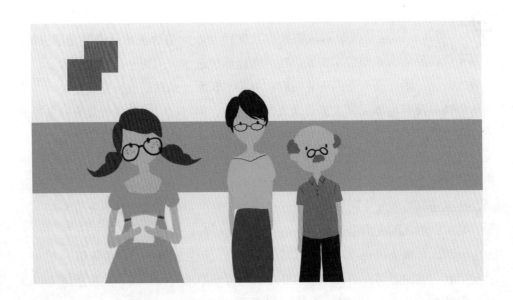

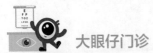 **大眼仔门诊**

最近视力下降厉害，还出现了眼前黑影、视物扭曲等，是不是眼底血管出现了问题？

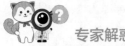 **专家解惑**

眼底血管性疾病是一种危害极大、影响视觉能力的可致盲性眼病。一般来说，眼底血管性疾病的发病都比较隐匿，根据不同的疾病分类会有不同的症状，但当疾病到了一定程度时，都会有共同的临床表现，如视力下降、眼前黑影、视物扭曲变形等，这些都是眼底血管性疾病最重要的症状，也是患者就诊的最直接原因。

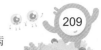

 常见的眼底血管性疾病有哪些呢?

首先,黄斑变性。包括年龄相关性黄斑变性(AMD)和高度近视性黄斑变性。年龄相关性黄斑变性(AMD)在 50 岁以上人群中的患病率约为 15.5%,其中约 20% 为新生血管性 AMD,可导致视力严重损失。随着年龄的增长,其患病率将逐渐增高,且在发达国家及地区表现更为突出。高度近视性黄斑变性在高度近视患者中呈高发率,这也是高度近视致盲的重要原因。

其次,糖尿病视网膜病变(DR)。这是一种最常见也是最严重的糖尿病眼部并发症。病程长、高血糖、高血脂、高血压等是其重要危险因素。由于反复的视网膜玻璃体出血和新生血管生成可导致增殖性视网膜病变,会使视力严重下降甚至失明。

第三,视网膜静脉阻塞(RVO)。这是一种多因素导致的眼底血管疾病,高血压、动脉硬化、视网膜炎症、血液高黏度是其诱因,可致视力严重损伤。

 眼底血管性疾病有哪些治疗方法呢?

近年来,随着眼底检查设备的更新及技术的进步,通过眼底系列检查,如视功能检查、眼底照相、OCT、眼底血管造影等都可以明确做出眼底血管性疾病的诊断。

同时,这类眼底血管性疾病的治疗也已取得了革命性进步,尤其是抗新生血管治疗(主要针对抑制异常新生血管的生长,不损伤正常视网膜组织)的出现使患者视力的提高成为可能。

但需要注意的是,这类眼底血管性疾病具有隐匿发病的特点,必须关注自我预防和定期眼病筛查,做到早发现、早治疗,这也是预防眼底血管性疾病致盲的关键所在。

如何预防眼底血管性疾病呢?

要做到以下"三心"。

（1）做好定期专科眼病筛查要用心。尤其要特别关注自己的眼底情况。

（2）控制全身疾病要用心。要加强各类慢性病（如糖尿病、高血压等）的控制与治疗。

（3）诊治随访要用心。一旦发现问题应立即规范化治疗，要按医嘱做好定期随访。

（童晓维）

眼底血管性疾病是一种危害极大、影响视觉能力的可致盲性眼病，千万不可小瞧它的存在。虽然抗新生血管治疗的出现让患者视力的提高成为可能，但在生活中我们还是要加强预防，做到定期眼科检查、控制全身疾病和定期随访"三用心"，才能更好守护我们的"心灵之窗"。

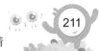

别让雾霾侵蚀了眼睛

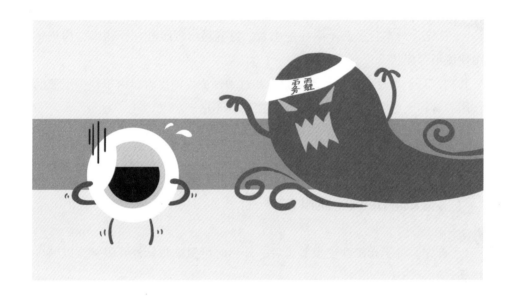

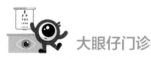 **大眼仔门诊**

　　雾霾天里行走，突然眼睛有异物感和灼热感，而且还时不时流泪，回到家已经发现是"红眼"了。

 专家解惑

　　雾霾天里，人们常常关注雾霾对呼吸道疾病、心血管病等的影响，却忽略了雾霾对眼睛的影响。其实，有毒的细微颗粒尘埃会给眼睛带来很大的隐患，可能会导致眼睛损伤。

　　雾霾是一种空气污染物，可见的空气污染物主要包括氮氧化物、硫氧化物、臭氧、烟雾和颗粒等，不可见的污染物包括一氧化碳、CFCs（氯氟烃）和放射源等。臭氧和紫外线造成软组织中的透明质酸解聚，对浅表组织如皮肤、眼睛表面、呼吸道等造成光化学损伤。氮氧化物可以和紫外线共同作用，加速角膜表面硫醇和还原性谷胱甘肽（GSH）的氧化，产生病埋作用。

雾霾天容易出现的眼部不适包括哪些?

首先，对本身患有干眼症的患者，更容易出现眼红、异物感、灼热感和刺激性流泪等症状。

其次，对于本身患有过敏性结膜炎和过敏性皮炎的患者，由于缺少泪液的清洁作用，雾霾天更容易加重症状，出现眼痒和不适。

第三，对于本身患有睑板腺功能障碍等慢性眼表的患者，雾霾天也会加重原有疾病的症状。

雾霾天如何保护我们的眼睛呢?

首先，对于光敏性皮炎等患者，外出时可佩戴防紫外线眼镜，以减少辐射损伤。

其次，对于干眼症或有眼部刺激症状等患者，可使用人工泪液，但要优先考虑不含防腐剂的人工泪液，以增加水分，保持清洁和平衡的眼表环境。

第三，对于过敏性结膜炎、过敏性皮炎和睑板腺功能障碍等慢性眼表疾病的患者，要在医生的指导下使用抗过敏药物和消炎药物，积极治疗原发病。

第四，雾霾天尽量少戴隐形眼镜。佩戴隐形眼镜，泪液流动性变差，在空气污染的情况下，粉尘和颗粒物无法被泪液冲刷，容易集聚于结膜，从而导致眼部过敏或被感染，甚至引发角膜炎等眼部疾病。

第五，老年人和孩子由于抵抗力弱，雾霾天应尽量减少外出。家里门窗应关闭，以避免室内环境受到污染，对眼健康造成伤害。

第六，注意休息，避免眼部疲劳。过长时间的用眼，容易造成泪液大量蒸发，闭目养神可以增加泪液积聚，让泪液自动发挥"清洁工"作用，冲刷附在眼球表面上的粉尘和颗粒物。若出现严重流泪、眼睛有脓性分泌物、总是畏光、视力下降等情况，通过闭目养神无法缓解者，应及时就医。

　　第七，平时应多饮水，注意饮食清淡，少食刺激性食物，多吃豆腐、牛奶等食品，增强体质。

　　　　　　　　　　　　　　　　　　　　　　　　　（赵立全）

　　　　雾霾不仅对呼吸道和心血管造成伤害，还会对眼健康造成损害。所以大家在雾霾天出门时一定要多加防护，本身有光敏性皮炎者，外出时一定要佩戴防紫外线眼镜，以减少辐射损伤。

一张照片，实现青光眼"早诊早治"

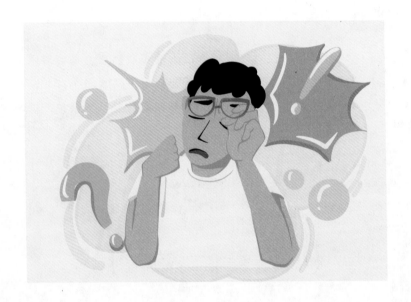

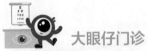
大眼仔门诊

青光眼是不可逆眼病，其危害我们都清楚，那如何判断自己有没有得青光眼呢？

专家解惑

"视神经一张照"，青光眼早知道。

青光眼导致视神经萎缩，发生视野缺损。以前，患者必须到医院做眼底检查才能知道自己的视神经是否有萎缩，这对身处偏远地区或没有条件到医院就诊的患者很"不友好"。

随着技术的进步和眼底免散瞳数码照相的普及，如今患者可以在有条件的体检中心、基层医院眼科拍一张清晰的眼底视神经照片，然后交由专科医生读片。若有可疑体征，再做进一步检查，这样就能早期发现青光眼疾病。

原发性闭角型青光眼可在未产生视神经萎缩前加以预防。因此，早期发现原发性闭角型青光眼显得尤为重要。这就需要根据其解剖结构特点——较浅的前房深度来寻找蛛丝马迹。所以，"眼前节一张照"可早知道是否有原发性闭角型青光眼的高危因素。

如何通过照片判断是否患有青光眼？

正常眼底视神经照片上，视神经、视盘表现正常。而疑似青光眼视神经损伤照片中，视神经、视盘呈现出疑似青光眼的特征，如视盘的杯盘比（C/D）凹陷性增大，可见盘沿有切迹，视盘周围可见明显的视神经纤维层变薄。部分疑似青光眼眼底照片还能看到视盘周围有线状出血灶。

晚期青光眼患者的视神经严重萎缩，眼底照片上视盘颜色变得非常苍白，视杯的凹陷特别大、特别深，甚至还能同时看到视网膜血管变得很细。

（葛　玲）

随着科技的进步，"视神经一张照"和"眼前节一张照"可以帮助患者快速诊断青光眼，实现青光眼的早发现和早治疗。

第三篇

疗愈你的眼

　　预防，是上策。但如果千防万防或因天生自带的"不如意"不小心走进了"手术室"，那么也别担心。随着社会的不断发展和人们生活水平的不断提高，各类医疗技术也"再上新台阶"。相信专业知识扎实和医术精湛的光明使者，一定会全力以赴为我们的"清晰视界"保驾护航。本篇章紧紧围绕"疗愈你的眼"主题展开，主要从近视治疗、白内障治疗、黄斑疾病治疗，以及其他眼病手术治疗（主要为手术治疗）进行科普，加强大家对各类眼病治疗的认知，从而不恐惧、不抗拒、不拒绝，保持乐观心态接受治疗，重拾清晰视界，勇敢地走向幸福美好的未来。

　　本篇共 17 个专题，每个专题从"大眼仔门诊"出发，由上海市眼病防治中心临床和公共卫生医生结合临床常见问题进行科普阐述，详细描述关于眼睛的各疗愈知识点，最后由本书主编对各知识点进行"点睛"，加深大家对各疗愈知识点的印象，时刻提醒自己要守护视觉健康。

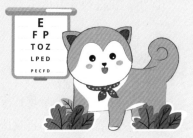

第一章
近视的疗愈

你所不知道的近视手术的"秘密"

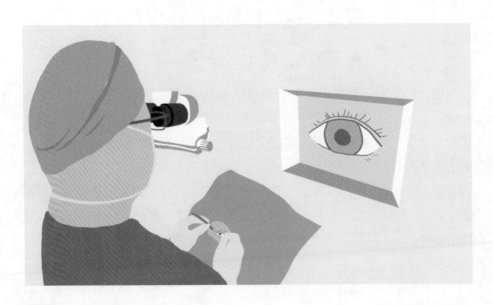

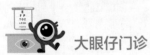

大眼仔门诊

医生，我近视450度了，实在不想戴厚重的眼镜，有什么办法"摘镜"吗？

专家解惑

　　近视，很多人认为是现代发展的后遗症。近视之后大多数人会选择佩戴眼镜来帮助进一步看清事物。近视眼镜是凹透镜，对光线有发散作用。配眼镜时，眼镜与晶状体的焦距相互匹配，使物体成像正好落在视网膜上。但是佩戴凹透镜在提高视力的同时，也增加了周边视网膜离焦的情况。尤其若眼镜配得不合适或是之后用眼过度，可能会引起眼球的过度拉伸，从而引起"近视眼镜会越戴越近视"的现象。

近视后怎么办？

由于近视无法根治，只能依靠外力来矫正。

目前，矫正近视眼的主要方式有三种：佩戴眼镜、戴角膜接触镜、近视手术。

佩戴眼镜是多数人的选择，便宜无风险。但是长期戴眼镜，不仅要时刻携带，还要定期去检查、"更新换戴"，最主要的是影响美观，甚至是影响前程，像部分需要参军的人、从事航空事业的人、空乘人员等硬性要求均是不能戴眼镜的。

角膜接触镜，就是把镜片戴在"黑眼珠"表面，帮助消除近视和散光，保持更好的双眼视觉。相对于佩戴眼镜会更为方便和美观。但长时间或者不正常佩戴会造成眼睛代谢异常，降低眼睛抵抗力，使眼睛更容易发炎。所以很多人也就选择了近视手术。一"术"便能和"双镜"说拜拜。

近视手术安全靠谱吗？

答案是肯定的。

近视手术，从20世纪90年代正式投入大规模临床使用，至今发展超过30余年，经历了五大时期，可以说到现在已非常成熟。同时，随着眼健康理念的不断深入、科技设备的高端发展和术前检查水平的不断提高，绝大部分术后不适及并发状况等都可预见，并可将风险降到最低；医生的熟练操作，也是该手术风行的重要原因。

近视手术有哪些？

常见的近视手术方式有以下几种。

（1）常规个体化设计准分子激光手术（LASIK）：具有恢复快、安全、稳定、预测性好、费用经济等特点。由地形图或像差引导的个性化手术更加有利于提高视觉质量，改善夜间视力，但受到角膜厚度的限制。

（2）表层切削手术（LASEK）：对于术前检查发现角膜厚度小于 500 μm，或者虽然角膜厚度正常但近视度数较高的患者，就应该选择角膜表面切削技术。对于对抗性运动较强的特殊职业患者，建议选择表面切削手术。

（3）飞秒激光：尤其适合角膜薄、近视度数高的群体；喜欢打篮球、打拳击等运动员近视患者；有夜间开车等要求，以及追求高品质视觉质量的患者；角膜曲率变异大、小直径或扁平角膜患者；屈光度高、角膜薄且对手术有畏惧感的人群。但不是所有人都适合飞秒手术，具体还要到正规医院去做检查，才能确定手术方案。

（4）ICL 有晶状体眼人工晶状体植入术：通过一个微小的切口向眼内植入 ICL 人工镜片，是目前矫正超高度近视和远视最理想的方法。尤其适合 1 200 度以上的高度近视眼。该手术优点：手术安全，视力恢复快，视觉质量好，是可逆的手术，可随时取出，不改变眼球组织结构和形状。

近视手术越贵越好？

答案是否定的。

每种手术方式都有自身特点以及最佳适应人群和范围，所以术前进行详细全面的眼部检查十分必要，医生将根据检查结果进行综合评估，才能得出最适合个人的手术方式。

主要依据以下几个方面来选择适合自己的手术方式：①自己的工作性质和对视觉的要求。②近视、散光度数。③眼部条件：如角膜厚度、暗光下瞳孔大小和眼底视网膜质量。④自身的经济能力等。

不能盲目认为，越贵的近视手术就越好。经过规范详细的检查，并与经验丰富的医生认真沟通，选取最适合自己眼睛的近视手术方式才是最好的！

手术后会有反弹或会留下后遗症吗？

所谓的"反弹"是可能发生的，医学上把这种反弹现象叫作"回退"。但别太担心，随着医学技术的发展，回退是可防可控的。

回退的可能性和程度与近视度数有关，中低度近视一般没有回退，高度近视虽然出现回退的可能性大，但一般也能控制在原有度数的 5% 左右。

对于术后多年出现的视力下降，往往不是因为"反弹"，而是近视还在加深或其他原因导致，需要到医院做眼部检查。

部分人群还会伴随一些临床表现，像眼睛干涩、眼睛疲倦、眼镜充血、视觉疲劳等，这都是正常的反应。定期检查、专心休息很重要。

 做近视手术的基本要求有哪些?

在了解近视手术之后，很多人很纠结到底自己要不要去做近视手术，除了自身想法和工作需求之外，也要符合以下条件。

（1）年龄最好在 18~55 岁。

（2）近视度数在 2 年之内相对稳定，每年变化不超过 50 度。

（3）眼睛部位没有疾病。

（4）没有糖尿病、艾滋病、红斑狼疮或类风湿关节炎等可能影响伤口愈合的全身性疾病。

符合以上基本要求的近视患者，已经符合做手术的一部分条件了，之后需要去医院做进一步详细检查。医生会根据检查结果判断你是否适合做手术，以及适合哪一种手术方式。

（李珊珊）

 近视虽然不可逆，但是可以通过手术方式来重获"清晰视界"。为保证手术安全，建议大家选择正规、专业的医疗机构和临床经验丰富的专家进行手术。虽然近视手术可以让我们弥补"遗憾"，重获清晰世界，但还是要提醒大家，生活中一定要养成用眼的好习惯，尤其是孩子，从娃娃抓起，帮助他们保护好眼睛，让其免受手术之苦。

近视术后眼睛容易累？别忽视这三大原因

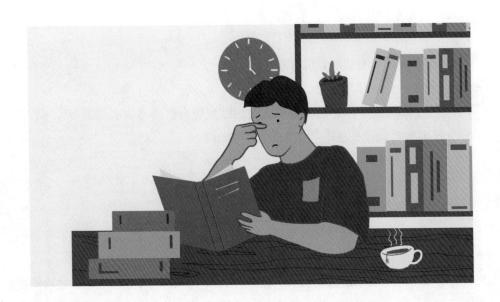

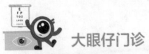

大眼仔门诊

最近做了近视手术，但术后看书总觉得眼睛累，没看完几页就觉得眼睛胀胀的。

专家解惑

近视术后容易发生视觉疲劳，主要是由三大原因造成。

（1）睫状肌调节能力下降。人类看近和看远时，需要使用眼球内的睫状肌收缩与舒张来进行调节。而近视患者在手术前长期佩戴框架眼镜或者隐形眼镜，睫状肌的部分调节功能被眼镜所取代，长期下来使眼球内睫状肌的调节控制能力下降，肌肉的力量也减弱。人在看近处的时候特别需要睫状肌的调节能力，手术后没有眼镜的帮忙，在看近时需要通过眼球自身的调节力来调整，而此时睫状肌的功能又处在下降、退化状态，所以表现为视觉疲劳，特别是看近疲劳是很正常的现象。

就像一个长期不锻炼身体的人的肌肉松弛一样，手术后睫状肌的调节能力恢复也需要一定时间。最好通过一些适当的用眼方法来锻炼眼球睫状肌，比如：刻意进行近距离（33 cm 左右）的视物（不包括看电脑），近距离视物和远距离视物频繁交替，一般看近 1 小时后，再看远 10~15 分钟，反复交替进行。这样锻炼一段时间，眼球睫状肌的力量会逐步恢复，视觉疲劳症状就会慢慢减轻。

（2）手术造成的远视。做了准分子激光手术后，一部分近视患者出现了不同程度的屈光与视力回退，术后发生的时间早晚不一。为使术后远期达到良好的视力，国内的准分子激光界达成共识，即将手术时的治疗方案进行调整，将手术后的参数调整到轻微过矫状态，即让术后早期的眼球处于"轻度远视"，为将来的屈光回退预留一点"余地"。手术后一段时间内，因为眼球处于"远视"离焦状态，看远看近都不太清楚，看近的物体尤其容易视觉疲劳。

术前近视度数比较低的（300~600 度），术后远视比较轻微，在半年到一年内会完全消失。术前近视度数比较高的（600 度以上），术后早期的"远视"比较明显，远视 50~75 度左右，看近处的物体更加容易产生视疲劳，让人觉得似乎提前出现"老花眼"，术后 1~2 年也会完全消失。一旦临时状态的"远视"逐渐好转，看远、看近的视力都会处于非常良好的状态，"远视"产生的视疲劳也会自然消失。

（3）干眼症状。近视手术后，一些近视朋友都会有眼睛干燥症状，轻重程度不同，临床表现也不一样。有的人觉得眼睛干涩，有的人还会觉得视觉疲劳，有的人觉得眼睛酸涩、犯困，还有人眼睛充血、发红。严重的干眼症需要"人工泪液"帮忙缓解，一般术后 1~3 个月可以消失。一旦"干眼"症状消失，由"干眼"产生的视觉疲劳症状也会自然消失。

（李珊珊）

做了近视手术后眼睛容易疲劳的朋友也不必过于担心，术后遵照医生嘱咐好好休息，找出原因、对症处理即可。

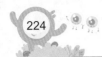
近视手术 "禁忌"

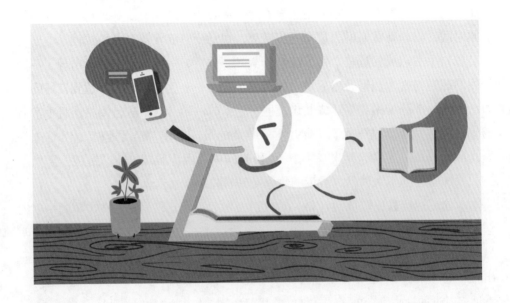

大眼仔门诊

我近视1 000度了，还可以通过激光手术来治疗吗?

专家解惑

　　角膜激光手术矫正范围一般是近视在1 200度以内、散光600度以内、远视1 000度以内（如果近视度数太高，也可以考虑眼内晶状体植入术），角膜厚度至少要在450 μm以上，且最近2年近视度数比较稳定，变化不超过100度的18周岁以上近视患者。

术前和术后需要注意什么?

 1. 术前注意事项。

（1）术前 2 周内勿戴硬质隐形眼镜，术前 1 周内勿戴软质隐形眼镜。

（2）术前 3 天内遵医嘱每天滴用抗生素眼药水，勿自用其他药物。

（3）手术前 3 天内勿用任何化妆品和香水。

（4）术前若感冒或身体有特殊不适要告知医生，以便医生酌情处理。

（5）在家盯着 1 尺左右的小点练习固视。

2. 术后注意事项。

（1）术后 1 周内洗脸、洗头、洗澡时，防止水进入眼睛，以免感染，注意避免眼部外伤。

（2）1 个月内不可以游泳，不可做眼部按摩，避免可能发生眼部撞击的体育运动，也不能化妆，禁止眼部按摩，避免揉眼。

（3）尽量避免过度用眼，不能长时间看书、看电视、玩电脑。要好好遵照医嘱要求点药水。

 妊娠和哺乳期间可以做手术吗?

 女性妊娠期间和哺乳期间一般不建议做术前检查和近视手术。

 全飞秒和半飞秒有什么区别?

全飞秒和半飞秒虽然只有一字之差，但是手术的过程是完全不一样的。全飞秒是在角膜基质层分别进行两次不同深度的激光扫描，形成一个完整的凸透镜形状的角膜组织。然后用特殊的器械在角膜的边缘做一个小切口，取出之前做凸透镜形状的角膜组织，手术就完成了。

半飞秒也是临床上最常做的飞秒手术之一，是美国航天航空管理局（美国 NASA）唯一指定的用于提升美国宇航员视力的手术方式，手术过程中完全是用激光来完成，没有刀的参与。

（李珊珊）

想要彻底摘掉眼镜，重获清晰视力的近视朋友，可以选择近视手术。当然，近视手术也是有"禁忌"的，在做手术之前要去正规医院进行全面的眼部检查，综合检查结果和医生建议后再合理选择适合自己的手术方式。

做过近视激光手术，还能做白内障手术吗

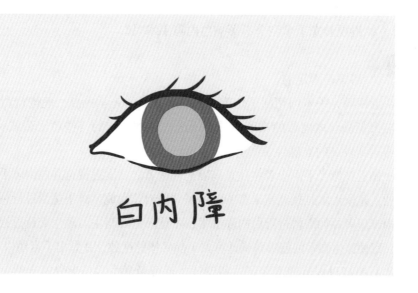

白内障

 大眼仔门诊

近视激光手术会让人更加容易患上白内障吗？做过近视激光手术后，又患上了白内障，怎么办？

 专家解惑

白内障的发生和是否做过近视激光手术没有任何关系。接受过近视激光手术的患者，在患白内障后，仍可以接受白内障手术。

近视激光手术是在眼睛外层角膜的"黑眼球"，利用激光对角膜进行切削的一种手术。激光波是人类肉眼看不到的光波段，它并不会穿透眼球壁进而对眼睛正常组织产生影响，也不会改变眼球的内部结构。

白内障手术是在眼球的周边角膜或角巩膜边缘做 2~3 mm 切口后进入眼内的手术。手术中，医生在摘除眼球内混浊的晶状体后，装入人工晶状体。

虽然近视激光手术与白内障手术都是眼部手术，但手术的部位并不一样。所以，近视激光手术并不影响白内障的发生和发展。接受过近视激光手术的患者，在患白内障后，仍可以接受白内障手术。

 近视激光手术完全不影响白内障手术吗?

 答案是否定的。

近视激光手术因切削了角膜，改变了角膜的光学特点，使进行白内障手术前确定人工晶状体度数的难度增加。不过，通过目前的一些矫正公式和计算软件，能够达到较高的准确性。

做近视激光手术患者往往是高度近视患者。高度近视合并白内障手术的难度会增加，建议手术时找经验丰富的医生来"操刀"完成。对于接受过近视激光手术的白内障患者，如需再进行白内障手术，术前一定要与主刀医生交待近视激光手术病史，以便医生在术前能够精确计算人工晶状体的度数，并做出手术切口的设计方案。

只要经过规范的术前评估和设计，近视激光手术是十分安全的。随着年龄的增长而发生的白内障与近视激光手术没有关系，做过近视激光手术的患者同样可以做白内障手术。

（方晓玲）

 主编点睛

接受过近视激光手术的患者，在患白内障后，仍然可以接受白内障手术。但是，不能说近视手术对于白内障手术完全没有影响，近视手术在一定情况下会使进行白内障手术前确定人工晶状体度数的难度增加。因此，做过近视手术且又患上白内障的朋友，要前往正规眼科医院选择经验丰富的医生来完成手术治疗，术前一定要和主治医生如实交待近视手术病史，以便医生能更好地确定手术方案、更好地完成手术治疗。

准分子激光手术其实是个"多面手"

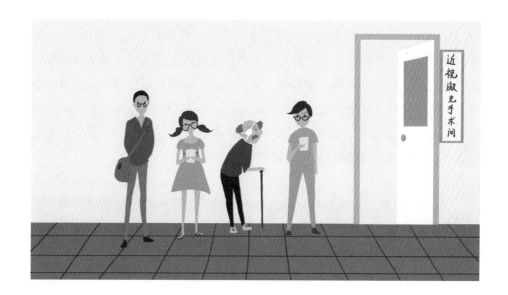

 大眼仔门诊

左眼于 8 年前被划伤后，便一直疼痛流泪，视力受到了很大影响。医生告知患上了复发性角膜上皮糜烂，让去做准分子激光手术治疗。

 专家解惑

目前，准分子激光手术已被广泛应用于屈光不正的治疗，通过激光消融改变角膜曲率达到治疗近视、远视和散光的目的。其实，它的妙用可不止于此。准分子激光治疗性角膜切削术（PTK 手术）还可精确定位祛除角膜病灶、抛光角膜表面，以提高视力，缓解一些角膜病变引起的疼痛、畏光、流泪等症状。

复发性角膜上皮糜烂是指角膜上皮反复发生脱落，并伴有严重眼部刺激症状的眼病，临床表现为夜间或晨起时突发眼睛疼痛、流泪，可伴有眼红、畏光、视力下降等症状，会严重干扰患者的生活、学习和工作。该病主要是因轻度眼外伤或眼部接受手术后，造成角膜上皮基底膜发生病变，角膜上皮组织黏附不牢固，故而容易出现反复发作的角膜上皮脱落。

"大眼仔门诊"中所述的"复发性角膜上皮糜烂"患者正是由于眼睛被划伤所致。过去 8 年间，该患者采取滴眼药水的方式来缓解症状，这属于保守治疗。保守治疗主要是通过滴促进上皮修复类的眼药水或人工泪液以及戴角膜绷带镜来缓解刺激症状，并促进角膜上皮愈合。但保守治疗的短板也很明显，患者的角膜上皮在短暂愈合后，此病仍会反复发作。

复发性角膜上皮糜烂可以通过手术治疗吗？

复发性角膜上皮糜烂可以通过手术治疗，包括角膜浅层基质针刺疗法和准分子激光治疗性角膜切削术（PTK 手术）。角膜浅层基质针刺疗法创伤大、易复发，而 PTK 手术更精确，且创伤小、复发率低。对于复发性角膜上皮糜烂，PTK 手术能精准定位、消融角膜上皮基底膜病变和前弹力层，使角膜上皮能牢固黏附于基质层，从而彻底治疗反复上皮脱落引起的眼部刺激症状。

术前，患者需要接受裂隙灯显微镜观察、角膜荧光染色检查和角膜地形图检查，医生据此精准定位角膜上皮基底膜病变的位置，制订精确的激光手术参数。整台手术用时不到 1 分钟可顺利完成，且患者全程无任何不适。术后第 1 天，患者角膜上皮完全修复，1 周后视力可完全恢复，角膜没有产生任何瘢痕，随后不会出现眼痛、流泪等症状。

复发性角膜上皮糜烂采用的准分子激光是一种气体脉冲激光，它与角膜组织发生光化学效应，裂解分子之间的结合键，能精确定位消融角膜组织到细胞水平，不损伤周围组织。除了复发性角膜上皮糜烂，PTK 手术还可治疗角膜带状变性、角膜颗粒状营养不良、大疱性角膜病变、角膜瘢痕、感染性角膜炎、角膜溃疡、翼状胬肉、角膜多发性异物等。

（赵立全）

准分子激光手术不仅能应用于屈光不正的治疗，还能用于复发性角膜上皮糜烂、角膜带状变性、角膜颗粒状营养不良、大疱性角膜病变、角膜瘢痕、感染性角膜炎、角膜溃疡、翼状胬肉、角膜多发性异物等疾病的治疗，在接受准分子激光手术时，术前及术后一定要遵从医嘱，配合医生做好手术，才能达到良好的治疗效果。

第二章
白内障的疗愈

当高度近视遇见白内障，怎么办

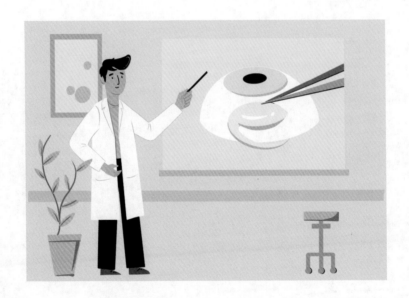

 大眼仔门诊

　　我的爱人是一名 2 200 度超高度近视和严重白内障患者，不知道要选择什么样的治疗方案。

 专家解惑

　　正常情况下，人眼中的晶状体是透明的，光线通过它及一些屈光间质到达视网膜，才能清晰地看到外界物体。一旦晶状体发生混浊就会影响视网膜成像，导致视物模糊，这就是"白内障"。白内障是常见的致盲性眼病，当高度近视与白内障"狭路相逢"时，就成了临床上难治性白内障之一。

60岁左右出现年龄相关性白内障属于正常，但临床上也有一些45~50岁的白内障患者，这可能是高度近视惹的祸。因此，高度近视患者若突然出现近视度数加深，一定要及时到医院就诊。

目前还没有任何一种药物能够治愈白内障或阻止白内障的发生与发展，手术治疗是唯一有效的方式。若将眼睛比作一台照相机，那白内障超声乳化人工晶状体植入术就是将照相机原先模糊的镜头换成高清镜头。手术先通过"粉碎机"将混浊晶状体打碎，再用"吸尘器"将打碎的晶状体吸走。在摘除混浊的晶状体后，植入人工晶状体这个"人造镜头"就能使视野（视力）恢复正常，且可终身使用。

"等我完全看不见了再动手术。"对于许多白内障患者所持的这一观点，其实并不对，现代人对于生活品质的要求越来越高，当白内障引起的视力问题影响生活质量时，就可以考虑接受手术治疗了。

由于高度近视合并白内障患者的屈光度各不相同，医生会根据每位患者的眼轴长度来计算人工晶状体的度数，以保证患者在术后获得最合适的屈光度数。

白内障患者在选择人工晶状体时，需接受详细的术前检查，并根据自身实际情况（如对视觉质量的要求和经济状况等因素）来综合考虑。目前，单焦点晶状体已纳入医保结算范畴，适合大部分对视觉质量要求不是很高、经济不宽裕的患者。而三焦点人工晶状体适合经济条件优越且追求视觉质量较高的患者，它不仅解决了大部分白内障患者的复明问题，也能使患者获得良好的远、近视力及调节能力。术后患者在看电脑、看手机和阅读时都不用戴眼镜，是"一站式"解决白内障、老花眼及近视的理想选择。

由于超高度近视合并白内障以核性混浊较为多见，眼球结构的病理性改变特殊，手术难度较大，所以医生并不能保证患者在术后一定能够获得高质量的视力，这也就是有些患者被一些医院拒绝的原因。

（罗　勤）

主编点睛

当高度近视与白内障"狭路相逢"时，手术治疗是唯一有效的方式，但手术难度也会大大增加。这也是部分患者被一些医院"拒之门外"的原因。所以患有高度近视合并白内障的患者，一定要引起高度重视，及时找正规、专业的眼科医院进行治疗，切记不要等到"完全看不见了"再去治疗。

白内障术后有不适？别担心，有这些缓解办法

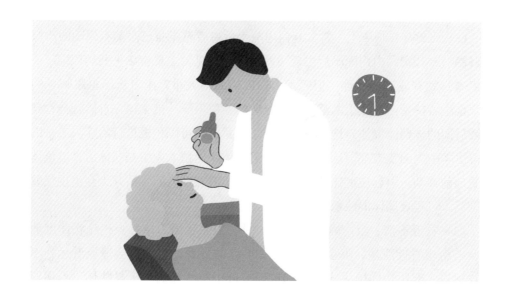

 大眼仔门诊

刚做完白内障手术，眼睛有点不适，怎么办？

 专家解惑

随着医疗技术不断提升，白内障手术也越来越成熟，不仅安全性相对较高，手术风险低，且效果好、恢复快，可以有效提高白内障患者的视觉质量和生活质量。临床上有部分白内障患者在术后会出现一些不适症状，主要有以下三种。

（1）异物感：白内障手术后的早期阶段，因眼部手术切口还没有完全愈合，会有异物感，这是正常情况。可以通过滴点促进伤口愈合的药物进行恢复，如重组牛碱性成纤维细胞生长因子滴眼液，或是重组人表皮生长因子滴眼液等。若异

物感在手术后持续时间超过半个月，且仍比较明显，此时要考虑是否因白内障术后干眼症所致。由于白内障手术切口切断了一部分角膜的感觉神经纤维，会导致干眼症加重。在通过泪液分泌实验和泪膜破裂时间的检查确诊后，可滴点人工泪液滴眼液，如玻璃酸钠滴眼液、聚乙二醇滴眼液、聚乙烯醇滴眼液等，给眼睛补充水分，缓解眼睛干涩和异物感的症状。同时，用温毛巾热敷眼皮，对改善干眼症的症状也会有很大帮助。部分患者这一症状会在术后半年左右明显缓解。

（2）飞蚊症：临床上，常常有白内障术后患者感觉自己眼前有飘动的小黑影（飞蚊症）。其实，白内障术后出现飞蚊症并不少见，主要有以下两类原因：一是患者本身就有玻璃体混浊，但因术前白内障病情太重，患者看不见眼睛里的混浊。在患者接受白内障手术复明后，眼前的"白内障"被拿掉，自然就会看到白内障后面的玻璃体混浊。这类患者若有治疗意愿，可以积极进行治疗。二是因白内障手术引发的飞蚊症。这是因为通过白内障手术植入人工晶状体后，玻璃体的位置向前移动，引起玻璃体的后脱离。部分患者在白内障术后几天会出现飞蚊症的症状，可等玻璃体混浊稳定后，再进行治疗。

（3）看近不清：白内障手术所植入的人工晶状体为单焦点，晶状体度数恒定，若希望看近清楚，那手术要保留300度的近视，但这样会造成看远处不清楚。所以，双眼白内障手术一般都选择接近正视度数的人工晶状体，不保留近视。术后2~3个月，患者经专业验光，佩戴老花镜来解决"看近不清"问题。随着科技的发展，如今有很多非单焦点的人工晶状体可供患者选择，可在一定程度上满足患者"远近兼顾"的需求。不过，这需要通过专业的精确测量和评估后，才能最终决定是否适合植入非单焦人工晶状体。

白内障术后有哪些注意事项呢？

首先，要避免强烈的阳光，户外活动时应戴太阳镜，保护好眼睛。

其次，要均衡饮食，要多饮水、多吃水果蔬菜，不吸烟、不喝酒。术后养病期间不要吃辛辣刺激性食物，保持大便通畅。若非医生建议，尽可能避免药物治疗。

第三，按时滴眼药水。用药前先洗手，勿用眼睛和手触摸眼药水，以防感染。

第四，外出活动时要戴眼镜，以防止异物进入眼睛。

第五，在术后护理期间，不要接触伤口。洗漱时，不要碰到伤口。

第六，术后要避免颠簸、咳嗽等，眼睛严禁受外界冲击和压迫。晚上睡觉时，趴或躺在非手术眼睛的一侧，并戴上眼罩，以防眼睛受伤。此外，要避免拉重物，以防严重的眼压波动。

第七，在恢复期间，要避免长时间用眼，以防眼睛疲劳。

第八，根据医嘱到医院定期复查。若出现视力突然改变，眼睛发红、疼痛等症状，应立即就医。

（袁　胤）

　　部分白内障患者在术后会出现一些不适症状，比如异物感、飞蚊症和看近不清楚等，白内障术后出现这些症状并不稀奇，也无须太过于担心，一般定期复查、遵照医嘱做好手术保养后会得到明显改善，如无得到改善，应考虑其他因素影响，应立即前往医院排除相关疾病的可能。

白内障术后复发了怎么办

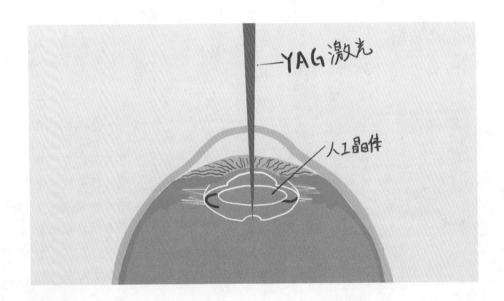

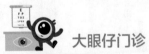

大眼仔门诊

白内障术后复发了，还有没有治疗方法？

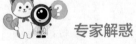

专家解惑

随着技术和设备的不断改进，白内障手术效果也在不断提高，现代小切口超声手术能理想地解决白内障问题，手术并发症明显减少。但是由于各种原因，有些人术后一段时间，会因细胞活跃等因素，在植入的人工晶状体周围形成一层雾状膜样增生，即为后发性白内障（PCO，简称"后发障"），后发障仍然是白内障术后视力再次下降的最常见原因。后发障的发生有很多复杂因素，患者年龄、手术时间、白内障类型、是否有高度近视和糖尿病等，都是后发障发生的关键因素。

 对于后发障有什么治疗方法吗?

　　自 Nd：YAG 激光首次被用于晶状体后囊混浊切开并获初步成功以来,这种非侵害性治疗方法因其具有危险性小、疗效确切、简单易行等优点而得到越来越广泛的应用,已经逐渐成为治疗后发性白内障的一种常规方法,基本避免了白内障术后因"后发障"问题而需再次手术的问题。

　　Nd：YAG 激光显微镜晶状体囊膜切开,利用 YAG 激光的高能量,在瞳孔区中央相当于人眼视轴处将人工晶状体后方的增生混浊区域打开显露出一个透明区域,患者视力就会立即改善,这种方法安全可靠,对眼内其他组织无干扰,操作方便,患者无病苦,视力恢复可"立竿见影"。

　　植入适合患者个体需求的功能性人工晶状体,不仅能改善白内障患者术后的视力,让视觉效果更加清晰,还可以获得远、中、近多种良好的视觉效果,满足患者精细工作和高品质生活的需求。

　　Nd：YAG 激光因其效果好、眼部反应小、经济方便,已得到越来越广泛的应用,但也要严格把握其操作适应证。

 适应证有哪些?

　　首先,白内障术后 3 个月或 3 个月以上,停用抗炎药物且眼内炎症已消失。

　　其次,患者视力下降、对比敏感度降低,使用小孔镜或镜片矫正后视力仍不能上升,且视力下降程度与后囊混浊程度一致,已排除黄斑囊样水肿等其他影响视力的情况。

　　随着人工晶状体设计的改进优化,后发性白内障的发生率会大大降低。但是随着患者对视力的高要求,功能性人工晶状体植入后,轻度的后发障也可能对清晰度和对比度造成一定影响,可能还会引起眩光、畏光等症状。如出现这一状况,经有经验的医师仔细评估后,也可进行激光后囊切开,以提高视觉质量。

（袁　胤）

爱上你的眼

主编点睛

　　一旦发生后发性白内障（后发障），不必过于担心和紧张，一般不需再次手术，可以用 Nd：YAG 激光将混浊的后囊膜切开，这种方法安全可靠，对眼内其他组织无干扰，操作方便，患者无病苦，视力恢复可"立竿见影"。

如何摆脱白内障术后干眼症

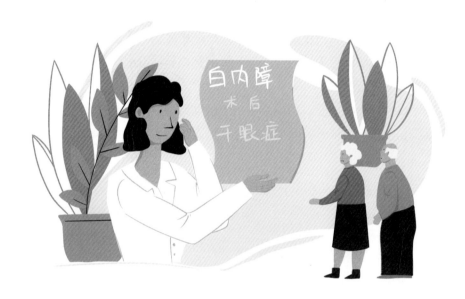

 大眼仔门诊

为摆脱白内障困扰，奶奶在家人的陪同下进行了手术，术后状况良好。但是好景不长，奶奶视力提高了，看得清楚了，眼睛却并不舒服，还会出现干涩、异物感、烧灼感、迎风流泪等症状。

 专家解惑

这可能是白内障术后干眼惹的祸。白内障术后干眼可能因手术创伤（角膜切开）、术后炎症、术后长期使用含防腐剂的滴眼液、全身代谢性疾病（糖尿病）、结膜松弛或激素分泌（绝经后女性）引起，可通过下列方法改善。

首先，可用治疗干眼症的眼药水，如玻璃酸钠滴眼液、自体血清滴眼液、聚乙烯醇滴眼液、聚乙二醇滴眼液等不含防腐剂的人工泪液。

其次，改善周围环境，注意眼睑卫生，注意休息，避免过度用眼，不要长时间使用电子产品。

第三，可通过热敷、睑板腺按摩、红外理疗、佩戴湿房镜和口服维生素等方式进行改善。

第四，要保持均衡饮食，补充必需的脂肪酸等。

第五，局部使用药物治疗睑缘炎等（如存在病症）。

第六，其他方法治疗无效的情况下，可前往眼科医院采用泪点栓塞、唾液腺移植等手术方法进行治疗。

在这里要特别提醒的是，白内障术后干眼同时伴有口干且长期干眼治疗无效的患者要警惕干燥综合征，需要前往综合性医院风湿免疫科进行治疗。

（薛文文）

这可能是干眼症惹的祸。白内障术后出现干眼症的原因有很多，比如手术创伤、术后炎症、结膜松弛等。出现干眼症状切不要过度担心，到正规医院的眼科找经验丰富的医生进行对症治疗即可。

第三章
其他眼病的疗愈

被黄斑疾病缠上了？这"三大利器"助您一臂之力

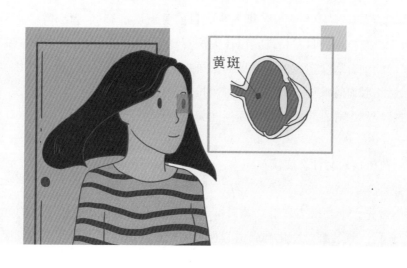

黄斑

 大眼仔门诊

眼前有一块"黑影"，而且看东西时会变形，医生诊断为黄斑病变，有什么办法治疗吗？

 专家解惑

"黄斑"是眼睛里的一个正常结构，我们每个人都有。黄斑就像一部照相机的底片，它是眼底视网膜上最重要的结构，在这个小小的区域里密集分布着几百万个感光细胞，赋予了我们敏锐的中心视力和色觉。在过去很长的时间里，由于黄斑的解剖位置隐蔽，受检查设备和手术技巧的限制，黄斑区一直是眼科的治疗"禁区"，面对黄斑疾病，眼科医生总是感到束手无策。但近年来，随着科技和医学的进步，以及推陈出新的检查手段和不断改良的手术技术，让黄斑疾病不再是"治疗禁区"。而今，黄斑疾病患者与白内障患者一样，都有了重拾精彩世界的机会。

常见的黄斑疾病有哪些?

黄斑疾病多由先天发育异常或后天病损引起，临床上后者占绝大多数。一般来说，黄斑疾病多见于老年人，但目前黄斑疾病有低龄化和高发病率的趋势。由于检查技术的日益精准，以往无法解释的视力问题越来越多地被发现是由于黄斑部的细微病变造成的。常见的黄斑疾病包括年龄相关性黄斑变性、特发性息肉状脉络膜血管病变、玻璃体黄斑牵拉综合征、黄斑前膜、黄斑裂孔、高度近视黄斑病变和中心性浆液性脉络膜视网膜病变等。

黄斑疾病有什么症状?

首先，中心视力减退。黄斑部超精细的正常结构是敏锐视觉的基础。这个部位任何一点的细微变化都会引起视力的严重减退。绝大多数的黄斑疾病患者首诊原因就是感觉视力急性或慢性下降。

其次，视物变形、视物变小或变大。有一部分患者是因为看东西变形，在家里发现门框或窗框变得歪歪扭扭，或因为两只眼看东西大小不一样而来院就诊，这是因为黄斑部感光细胞分布的密度和规律都有一定的模式，一旦发生出血或水肿，就会影响病变区域内细胞的分布密度和走行格局，视觉上的表现就是视物变形、视物变小或变大。

第三，视野中央黑影遮挡。黄斑部有新鲜出血时，患者多会抱怨眼前正中央有黑影遮挡，且不随眼睛的转动而转动。

第四，视物发暗。还有一些细心敏感的患者会发现一只眼睛看东西时比另一侧要暗，有时候这是一些年轻中浆患者的第一就诊主诉。

黄斑疾病如何治疗呢？

黄斑疾病治疗有"三大利器"。由于黄斑部特殊的解剖位置和极其复杂重要的视觉功能，黄斑病变的治疗非常棘手。传统的药物治疗和激光治疗收效甚微。近年来出现的微创玻璃体手术、抗 VEGF 药物球内注射和光动力疗法（PDT）均是针对黄斑病变的治疗新手段，在实际临床应用中已经取得了意料之中的满意效果，给患者带来了不同程度的"视力改善"。

1. 利器一：微创玻璃体手术 传统的玻璃体手术已有 40 多年的历史，操作复杂、手术创伤大、手术效果不确定。就像白内障手术的发展一样，眼科医生不断改进手术方法，追求更安全有效、更微创的术式。现代玻璃体手术多采用 25 G 或 27 G 微创切口，通过 3 个直径 0.5~0.72 mm 的小针孔，技术精湛的医生在 30 分钟左右即可完成黄斑手术。术后 3 个小切口无须缝合，术眼舒适度高，几乎看不出手术遗留的瘢痕。微创玻璃体手术主要针对以下两种黄斑病变进行治疗。

（1）黄斑裂孔：随着年龄的增加，玻璃体浓缩、凝聚，玻璃体后界面与视网膜表面发生不同程度的后脱离。在脱离的过程中，由于在黄斑区域两者结合十分紧密，局部玻璃体黄斑牵拉，导致粘连的视网膜组织被撕脱下来，就形成了黄斑裂孔。因年龄造成的黄斑裂孔常无明确可循的原因，称为特发性黄斑裂孔。其他常见的原因还有外伤或高度近视等。黄斑裂孔一旦形成，会严重影响视力，应及时采取玻璃体手术封闭裂孔，可以有效阻止视力的进一步下降，术后视力提高的病例临床上也不少见。

玻璃体手术采用局部麻醉，术中无痛感。具体手术方法主要是行玻璃体切除术后，切除黄斑区粘连的玻璃体，解除玻璃体黄斑牵拉，同时撕除裂孔周围的视网膜内界膜，封闭裂孔。术中有可能在玻璃体腔内填充气体，通过气泡的顶压作用促进裂孔愈合。极少数特殊患者，需要填充硅油。如果患者合并白内障，联合超声乳化白内障手术，植入合适的人工晶状体，术后视力更令人满意。

目前黄斑手术进入了微创时代，手术创伤更小、效果更确定、患者几乎无痛苦。通过手术治疗，裂孔封闭率达到 90% 以上。当然，手术成功率与术后视力恢复情况主要取决于病程长短、裂孔大小、牵拉的程度范围，尤其是术者的手术技巧。黄斑手术联合白内障手术，有些患者的术后视力可达到 0.8 以上。

（2）黄斑前膜：黄斑区的结构细微、精细，其表面还有玻璃体后皮质和视网膜内界膜，有时，在后皮质和内界膜之间，会增殖产生一种特殊的病理性膜结构，叫作黄斑前膜。这层膜结构，与内界膜紧密相连，同时也和玻璃体的后皮质紧密相连。膜的增生，加上玻璃体的牵拉，使得黄斑被牵拉起来，于是产生视物的变形，视力下降。一旦产生了上述症状，就需要及时通过玻璃体手术剥除增殖膜，阻止视力的恶化，手术时间短，并发症少，大多数患者视力保持稳定，部分患者视力逐步提高。

2. 利器二：抗 VEGF 药物球内注射 目前，抗 VEGF 的主要治疗适应证有湿性黄斑变性、息肉样脉络膜血管病变、高度近视黄斑脉络膜新生血管病变、视网膜静脉阻塞并发黄斑水肿、糖尿病视网膜病变合并黄斑水肿、新生血管性青光眼、早产儿视网膜病变、玻璃体视网膜手术前辅助用药。

抗 VEGF 药物属于注射用药物，给药方式是眼球内注射（玻璃体腔内注射），简单易行，患者无痛苦，并且根据病情的需要，可以重复注射。术前、术后常规点抗生素眼药水数天，定期门诊随访复诊即可。有研究表明，在原来势必要失明的患者中，有 1/3 的患者视力可以提高，有 1/3 的患者视力稳定，而有 1/3 的患者无效。

3. 利器三：光动力疗法 光动力疗法是在光敏剂的引导下，通过一种特殊的非热能激光照射，破坏黄斑部异常的新生血管，从而减少黄斑区病变组织的出血、水肿和渗出，稳定患者视力，提高患者生活质量，是一种目前国内外公认的治疗黄斑脉络膜新生血管（CNV）的安全、有效、微创的新技术。该疗法主要用于治疗湿性黄斑变性、病理性近视合并黄斑病变、中心性渗出性视网膜病变、中心性浆液性视网膜脉络膜病变等黄斑部新生血管疾病。对于某些对抗 VEGF 药物治疗反应迟缓或者耐受的 CNV 患者，可联合或者更改为光动力治疗，往往会取得一些令人满意的治疗效果。

综上，一旦您或者您的亲戚朋友出现视力下降或视物变形等症状，切不可误以为是白内障，拖延不就诊。黄斑疾病拖延得越久，对视网膜细胞的不可逆损伤越大，术后功能的恢复越有限。所以，请务必及时到眼科诊治，明确病因，早发

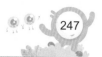

现、早治疗。微创玻璃体手术、抗 VEGF 药物和 PDT 这三大治疗利器会为黄斑疾病患者的视力预后提供安全有效的保障。

黄斑病变有什么自测法吗？

有一个简单易行的自测法可以初步自测。即在家时可以挡住一只眼，先看视野中央是否有暗点遮挡，然后找一个门框或窗框等垂直或者水平的物体，观察直线是否弯曲，两侧形状和颜色是否一致。当然眼科有一份特殊的检查表——Amsler 表，当患者看检查表上的方格，发现直线变扭曲时，应该就是黄斑出现问题了，这时候请务必到正规、专业的眼科医院或者眼科门诊做进一步检查确诊。

（李　勇）

被黄斑疾病缠上了不要过度恐慌，应及时到正规医院的眼科检查就诊，根据自身疾病状况和医嘱选择适合自己的"治疗利器"，重获光明"视"界。

50 岁告别眼镜，高端屈光三焦点人工晶状体植入术是"功臣"

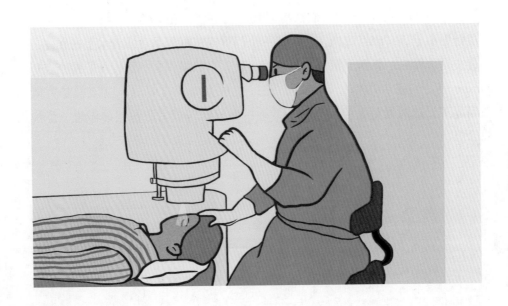

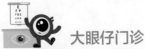

大眼仔门诊

奶奶患有高度近视、老花眼、白内障，听说有一种三焦点人工晶状体植入术可以让奶奶告别眼镜，这是真的吗？

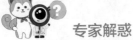

专家解惑

三焦点人工晶状体植入术可一次性解决远、中、近视力问题。植入三焦点人工晶状体后，患者可看远 5 m（如走路、旅游），看中 1 m（如吃饭、看电脑），看近 30~40 cm（如读书、看报、看手机等）。

哪些患者适合三焦点人工晶状体植入术？

对远、近视力均有要求，如无其他眼睛疾病，但有老花眼，只要符合手术要求的患者，均可实施该手术。

做三焦点人工晶状体植入术需要注意哪些？

首先，手术一定要及时。像一些白内障"熟透了"的患者，因白内障患病时间久，会影响术前检查和人工晶状体测算的准确性，所以建议要早发现、早手术。

其次，要选对医院及医生。作为高端屈光手术，三焦点人工晶状体植入术与普通人工晶状体植入术类似，必须要进行严格术前检查，手术过程要精准。但三焦点人工晶状体植入术又非一般的复明白内障手术，需要有个性化的设计治疗方案，所以建议选择正规眼科医院且有经验的眼科医生实施手术，以保障安全及效果。

（李　勇）

作为高端屈光手术，三焦点人工晶状体植入术可一次性解决远、中、近视力问题，可谓是高度近视、老花眼和白内障患者的"光明利器"。为了能取得良好视觉效果，大家在选择做手术时一定要及时，做到早发现、早治疗，及时重获光明。

关于视力的小偷——青光眼治疗

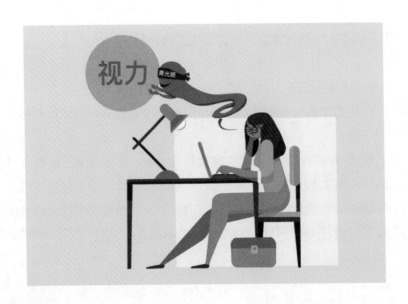

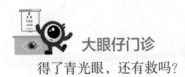

大眼仔门诊

得了青光眼，还有救吗？

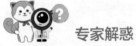

专家解惑

　　从婴儿到老年人都可能患青光眼，且多为终身性疾病。2011 年在上海某一社区 50 岁及以上的人群中进行调查，青光眼患病率为 3.16%。目前的医学水平尚且无法使青光眼患者恢复视神经功能，无法使已经失明的青光眼患眼恢复光明。青光眼的致盲率在 10% 左右，所以青光眼的及早发现、及时治疗是非常重要的。

　　遗憾的是，很多青光眼患者及其家属对青光眼的认识不全面，一些观念甚至是完全错误的，从而造成"恐青光眼"症，非常不利于青光眼的治疗。发达国家的青光眼及时诊治率为50%，而上海某一社区的调查显示：我国青光眼患者及时诊治率仅为11%。无论是患者还是家属都要知道，青光眼是可以预防和控制的眼疾病。

青光眼如何治疗呢？

治疗青光眼的方法主要有药物治疗、激光治疗和手术治疗三种。这些方法各有优势，分别适用于不同类型的患者。

首先，药物治疗。青光眼药物治疗主要作用是降眼压，常用的药物有六类。现在还有复方滴眼液制剂，即两种不同降眼压机制的滴眼液装在一个滴眼液瓶子里一起使用，同时发挥各自的降眼压作用。

其次，激光治疗。主要包括以下几种：①激光虹膜切开术，用激光在周边虹膜上打孔，避免青光眼急性大发作。②激光周边虹膜成形术，通常与虹膜周边切开术联合应用效果更好。③选择性激光小梁成形术，主要用于原发性开角型青光眼。④激光睫状体光凝术，一般用于各种无功能的难治性青光眼，如新生血管性青光眼、绝对期青光眼。

第三，手术治疗。手术治疗主要用于闭角型青光眼、婴幼儿型青光眼、经药物或激光治疗仍不能控制眼压的开角型青光眼、发育性青光眼。手术治疗即通过手术降低眼压，阻止视神经进一步受损。

（葛 玲）

青光眼是致盲性眼病，是不可逆的，但是能预防和控制的。生活中建议大家要学会自我测试单眼视力的好坏，即遮住一只眼，看看另一只眼是否能看清楚，如果存在异常，应该及时就医，尽早诊治。

"糖网"的治疗

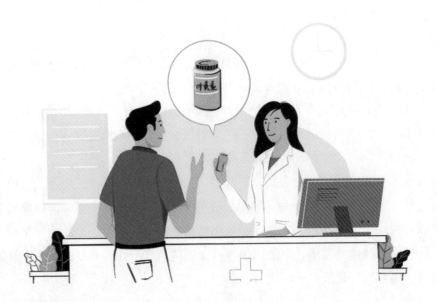

大眼仔门诊

大伯患上了糖尿病视网膜病变，如何治疗？

专家解惑

糖尿病性视网膜病变（简称"糖网"）是由于高血糖"长期侵袭"造成的眼睛视网膜毛细血管循环障碍，如血流滞缓、组织缺氧、毛细血管管壁变性变脆，眼底后极部视网膜上出现微血管瘤、点状或片状出血、棉絮状渗出，造成视力减退等。如果未及时治疗，"糖网"会进一步发展。

"糖网"如何治疗呢?

如今,"糖网"治疗注重"内外科结合、综合全病程管理"理念,通常会联合采用抗 VEGF 药物治疗、激光光凝术、玻璃体切除术等不同治疗方案,力求给患者一个最好的治疗结果。

一般会根据患者的个人情况采取不同的治疗方案。对于严重阶段的"糖网"患者(增殖期和重度非增殖期"糖网"),需要主治医生拥有全身和局部协同治疗的整体观。如应用玻璃体切除术联合抗 VEGF 治疗和内外科联合治疗的综合管理,可显著降低玻璃体切除手术术中、术后并发症的发生风险,显著提高患者手术预后。对于需要激光治疗者,可应用玻璃体药物联合激光治疗,在控制缺血病变的同时保护和提升患者的视力。

眼底激光会有损伤,还能用激光来治疗吗?

对于"糖网"较为严重的患者,眼底激光治疗能及时、有效地改善眼底血管的缺氧状态。眼底激光手术能够控制"糖网"病情,预防玻璃体积血等更为严重的视功能损伤,千万不要担心激光会影响视功能。若因担心激光会造成部分视功能损失就拒绝手术,那显然是"丢了西瓜,捡了芝麻"。

在这里特别值得一提的是,由于眼睛是一个球体,为更好地了解该球体内部,在术前接受散瞳检查是十分必要的,大家对此不要排斥。

因为"糖网"侵袭,我已经看不见了,还能治吗?

每个阶段的"糖网"都有其不同的治疗方案。早期的玻璃体积血可进行玻璃体手术,效果一般会很好。如今又有了抗 VEGF 药物的配合,这使得"糖网"治疗后的视功能有明显提高。因此,广大"糖网"患者千万不要自暴自弃。

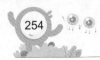

 "糖网"的治疗费用贵吗?

定期筛查随访和及时治疗，都可以将治疗费用保持在可控范围内。而且更重要的是，保护好视功能是无价的。

（童晓维）

 "糖网"并不可怕，可怕的是不知道自己患上了"糖网"，更可怕的是，知道自己患上"糖网"后还畏首畏尾没有及时去治疗。定期筛查和及时治疗尤其重要，当被诊断出患上"糖网"后一定要遵医嘱尽早接受治疗，不要等到更严重甚至看不见时才想起去治疗，到那时已为时晚矣。

"中浆病"的治疗

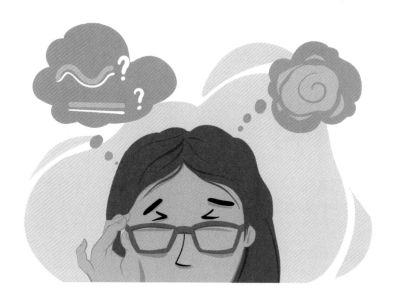

 大眼仔门诊

我是一名公司白领，最近疫情未外出，居家加班持续 1 周后，感觉左眼除了视力下降外，还有一团灰黄色的暗影，看到的东西都变小了，直线也变成弯曲的，这是怎么了？

 专家解惑

这可能是患上了"中浆病"。"中浆病"是一种临床上比较常见的古老眼底疾病，从 1866 年命名为复发性中心视网膜炎到 1994 年指出初步的病因，其实到目前它的发病机制还没有完全清楚，但现在我们知道它并不是炎症。

什么是"中浆病"呢?

 "中浆病"全称为中心性浆液性脉络膜视网膜病变,定义很好地诠释了疾病的区域、病变的解剖位置和渗出的性质。专业的解释是:脉络膜的高通透性导致脉络膜的静水压过高,进而破坏了视网膜色素上皮层屏障,液体渗漏到视网膜神经上皮下。其实我们也可以把"中浆病"理解为眼睛里的血管"漏水"了。

为什么会患"中浆病"呢?

 "中浆病"重男轻女,男女比例为 (5~10):1,患者大多数为年轻男性,发生年龄在 25~45 岁,相关的危险因素比较多,例如高血压、A 型性格、阻塞性呼吸睡眠暂停、胃食管反流症、体内激素变化等,除此之外,经常熬夜、精神高度紧张、压力大、长期使用激素、吸烟也是该病的诱因。

"中浆病"如何治疗?

以前诊断"中浆病"要依靠有创伤的造影检查,目前有多种无创手段,比如 SD-OCT-EN-FACE、OCTA、多光谱等。在治疗上,诊断明确的"初次发病",对工作生活影响不大的也可以暂时观察,而复发性"中浆"则建议及时治疗。治疗方法一般包括光动力疗法、激光等。

(陆士恒)

 主编点睛

 　　当视力下降,且视物还出现灰黄色的暗影时,有可能是患上了"中浆病",即眼睛里的血管"漏水"了。这时可前往医院做一个详细的眼科检查,如果对日常工作生活影响不大,可暂时观察,如为复发性"中浆",应及时遵照医嘱通过光动力疗法、激光等进行治疗,以免出现更严重的并发症。

斜视的治疗

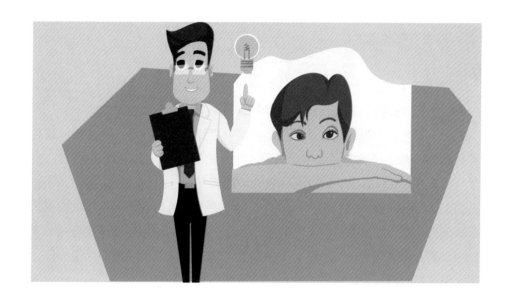

 **大眼仔门诊**

孩子患有斜视，已经错过最佳戴镜矫正期，还有什么办法能治疗的吗？

 专家解惑

斜视即两眼双眼视轴不平行，双眼不能同时注视单个目标。首先，斜视会严重影响外观，部分类型的斜视由于代偿性偏头、侧脸看东西，造成面部发育不对称、斜颈和脊柱病理性弯曲。外观的异常往往会影响儿童心理健康，造成儿童孤僻、自卑等异常心理。

其次，斜视会影响双眼视觉功能发育，严重者没有良好的立体视力，在部分需要良好立体视力的工作领域中严重受限。再次，部分单眼斜视患者由于长期单眼注视，造成偏斜眼视觉发育滞后，形成弱视，一旦错过最佳矫正年龄，今后视力大概率无法再得到有效提高。

斜视一般可大致分为共同性斜视和非共同性斜视。非共同性斜视通常有一定程度的偏斜，部分象限的眼球运动受限或落后，由此会引发代偿性的歪头视物或者面部偏向一侧视物。

 斜视有哪些危害？

 斜视会在以下 4 个方面对孩子产生一定影响。

（1）外观的影响，这通常也是大部分患者就医的首要动机。

（2）斜视影响双眼视觉功能，严重者没有良好的立体视力。立体视力是只有人类和高等动物才具有的高级视觉功能，是人们从事精细工作的先决条件之一。如果没有良好的立体视觉，在学习和就业方面将受到很大的限制。

（3）部分单眼斜视患者都同时患有弱视。由于斜视患者长期一只眼注视，另一只眼将造成视力发育滞后，日后即便戴合适的眼镜，视力也不能达到正常水平。

（4）部分斜视还会影响全身骨骼的发育，如先天性麻痹斜视的代偿头位，使颈部肌肉挛缩和脊柱发生病理性弯曲，以及面部发育不对称。

 斜视的治疗要点有哪些？

首先，要及早治疗。斜视要从婴幼儿时期抓起，家长要注意仔细观察孩子的眼睛发育和变化。一旦发现有眼球位置或者眼球运动上的异常，就需要及时去医院就诊，以免延误最佳矫正时机。

其次，从视力角度考量，要经常注意孩子的眼部卫生和用眼卫生情况。如灯光照明要适当，不能太强或太弱；印刷图片字迹要清晰，不要躺着看书；不长时间看电视、打游戏机与玩电脑等。

 斜视的治疗方式有哪些？

 儿童斜视治疗的目标是在恢复眼位的基础上尽可能恢复双眼视觉功能。

治疗过程中，首先应消除斜视造成的各种感觉缺陷，包括脱抑制训练和弱视治疗等。当两眼视力平衡或经治疗达到平衡后，再运用非手术或手术的方法矫正斜视。

斜视的非手术治疗方法包括光学矫正及视觉训练。手术治疗方法包括肌肉减弱术、肌肉加强术、肌肉移位术等。

还有哪些注意事项？

首先，间歇性外斜视如果发作频率不高，双眼视功能未受到影响，斜视外观未对患者的社会生活造成影响，可以采取保守治疗。特别是对于低年龄组患儿手术要慎重，一旦低年龄患儿术后出现过矫情况，极易造成视力损害。

其次，大部分单眼恒定性内、外斜视往往存在双眼视力的不平衡，可先采用遮盖疗法，促进双眼视力平衡，使其变成交替性斜视，然后再行手术。这样对于提高手术的成功率有很大作用。

第三，如患者由于斜视的原因出现代偿性头位，由于骨骼发育不可逆，建议尽早通过手术或非手术方式解决头位问题。

（强　俊）

主 编 点 睛

斜视不可怕，可怕的是没能得到及时治疗。为减轻孩子的痛苦，建议家长平时一定要观察孩子的视力情况，如果有异常现象，要及早去正规医院眼科就诊，尽快配合医生实施治疗干预，这样才有利于孩子后期的视力发育和心理健康。

"黑眼珠"上长了"肉"该怎么办

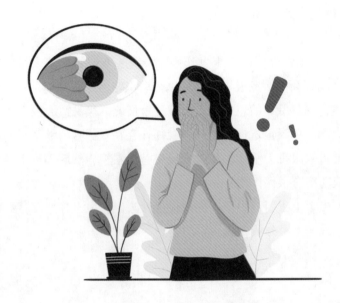

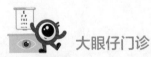

大眼仔门诊

眼角长出了一块白膜，像昆虫的翅膀一样，还时不时发红、发痒，这是怎么了？

专家解惑

亮晶晶的"黑眼珠"上若是长了一块"肉"，一般是翼状胬肉，是从眼角长进黑眼珠的一块"肉"，它一般呈白色或粉色，是三角形状，可能还会伴有眼睛发红、视物模糊等症状。

翼状胬肉是眼科的常见病和多发病，是因受外界刺激引起的一种慢性炎症性病变，单眼或双眼受累，睑裂部球结膜及结膜下组织发生变性、肥厚、增生，进而向角膜内发展。多见于户外劳动者，以渔民、农民发病最多。此外，此病还常见于热带地区，可能与眼睛长期暴露于紫外线中有关。

 翼状胬肉的危害有哪些？

 （1）会引起角膜散光，且戴眼镜难以矫正，导致视力下降。

（2）严重的翼状胬肉会遮挡瞳孔，导致视力严重下降，甚至失明。

（3）会影响美观。

（4）反复炎症发作，会引起异物感、瘙痒、眼干等。

 得了翼状胬肉该如何治疗？

首先，目前还没有有效药物治疗翼状胬肉，药物只能短暂控制炎症、缓解干眼。若胬肉较小、进展慢，且无明显炎症发作，可定期随访。

其次，手术切除胬肉是唯一有效的治疗方法。由于单纯切除胬肉后的复发率较高，目前多采用翼状胬肉切除联合自体结膜移植术，可明显降低复发率。该手术为"日间手术"（即患者在24小时入、出院完成的手术操作，是对患者有计划进行的手术和操作，不含门诊手术），术后包扎术眼1天，按医嘱滴用消炎药物，到期拆线即可。

 翼状胬肉如何预防？

 身处室外，建议戴遮阳帽或遮阳镜，以减少紫外线对眼睛的刺激和伤害。

（方晓玲）

 主编点睛

 亮晶晶的"黑眼珠"上若是长了一块"肉"，不仅严重影响了美观，还影响了视力，我们要认真对待这一块"肉"，翼状胬肉就是从眼角长进黑眼珠的一块"肉"，如果胬肉较小、进展慢，且无明显炎症发作，可定期随访。反之，必须要接受手术治疗，术后遵照医嘱用药，合理用眼，可达到康复的效果。

眼睛如何"灭蚊"

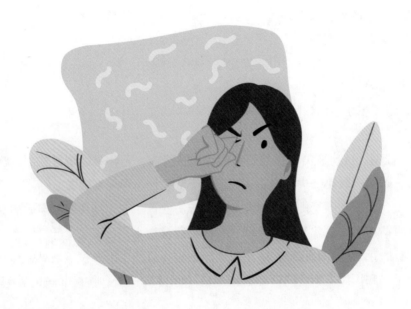

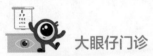 **大眼仔门诊**

总感觉眼前有小黑点在飘，是不是常说的"飞蚊症"？如果是，该怎么治疗？

 专家解惑

年龄渐长，除了发际线不断后移、皱纹爬上眼角外，还会有一些不请自来的"小飞虫"天天在眼皮子下为非作歹，这就是"飞蚊症"。

在 50 岁以上的人群中，有一半以上会出现飞蚊症，且该比例会随年龄的增大而进一步增加。对于大部分症状不严重的患者而言，飞蚊症并不影响生活，只是在蓝天下或面对白色墙壁时症状会比较明显，并不需要冒着风险去做手术治

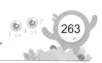

疗。但对于症状严重的患者，需要通过飞蚊症玻璃体切除术（FOV）或飞蚊症激光治疗来帮他们从"蚊"影重重的困境中解救出来。

 激光治疗飞蚊症，每个人都可以做吗？

 当然不是。

如果把眼睛比喻为高级照相机，位于前端的角膜和晶状体分别是定焦镜头和变焦镜头，视网膜是感光底片，那么填充在"镜头"和"底片"间的透明胶冻状物质就是玻璃体。与普通相机中镜头和底片之间空无一物的结构相比，玻璃体则能够对周围的眼球结构起到缓冲、支持和营养供给的作用，在晶状体和视网膜的胚胎发育和生理功能维持中发挥重要作用，是"造物主的杰出作品"。

飞蚊症正是玻璃体退化所致。随着时光的流逝，玻璃体的组成会发生变化，其中细丝状蛋白聚集成束，捆绑在一起，产生了生理性玻璃体混浊。这些混浊物在视网膜前漂浮，当光线照射到这些漂浮物上形成散射，视网膜投下漂动的阴影时，就会让人产生眼前有阴影飞过的错觉感，这就是"飞蚊症"。

激光治疗飞蚊症不会产生切口，安全性高，且可根据患者自身情况多次实施。正因如此，激光治疗法逐步得到推广。而且，激光治疗的安全性也有保障，在全球范围内仅有术后产生视网膜裂孔、视网膜脱离、白内障发展、眼压升高和眼内炎症反应等"零星报道"，术后并发症并不多见。

不过，并非人人都能接受激光治疗，距离晶状体或视网膜太近的玻璃体混浊，或本身有视网膜变性的患者，均不适合接受激光治疗飞蚊症。

在激光治疗飞蚊症前，需要通过充分的散瞳检查来观察玻璃体混浊物在玻璃体内的位置。若混浊物过分靠近视网膜，则容易造成视网膜水肿、裂孔和脱离；若混浊物过分靠近晶状体，则容易造成晶状体后囊破裂，甚至发展成白内障。同时，评估视网膜的健康状况也极其重要。有高度近视、复杂内眼手术史和视网膜脱离家族史、视网膜变性疾病的患者，由于自身视网膜较正常人更薄，术后出现视网膜并发症的风险也会相应增高。

（王　旌）

主编点睛

　　治疗"飞蚊症"目前有飞蚊症玻璃体切除术（FOV）和飞蚊症激光治疗法。对于飞蚊症激光治疗法，并不适用于每个人，比如本身有视网膜变性的患者，并不适合接受激光治疗飞蚊症。总而言之，如果总感觉眼前有"黑影"在动，需前往医院进行相关检查就诊，以排除"飞蚊症"的可能。如果不小心患上"飞蚊症"，应积极配合医生做好治疗，让明眸早日归"无蚊"状态。